Administrativos
en centros sanitarios
Riesgos derivados del trabajo

Recursos prácticos para la información

Febrero 2012

Administrativos
en centros sanitarios
Riesgos derivados del trabajo

Recursos para la información

María Isabel Subires Trujillo
Faustina Moreno Calero
María José Cortés Barea
Antonio Ángel Chaves Manceras

Administrativo en centros sanitarios: Riesgos derivados del trabajo
Recursos para la información

Autores:
María Isabel Subires Trujillo
Faustina Moreno Calero
María José Cortés Barea
Antonio Ángel Chaves Manceras

© 2012, los autores
© 2012, Editorial Lulu Inc.

Editorial Lulu Inc., Febrero 2012
Materia: Información sobre Salud y seguridad laboral: 331
Impreso en
Diseño editorial:
Diseño de portada:
ISBN: 978-1-4716-6207-2

1ª Edición Febrero 2012

Capítulo I. Normativa básica en Prevención de Riesgos Laborales en centros sanitarios.

María Isabel Subires Trujillo, Faustina Moreno Calero, María José Cortes Barea, Antonio Ángel Chaves Manceras

Capítulo II. Riesgos Laborales propios del puesto de Administrativo: Pantallas Visualización de Datos

María Isabel Subires Trujillo, Faustina Moreno Calero, María José Cortes Barea, Antonio Ángel Chaves Manceras

Capítulo III. Información sobre *Riesgos asociados* al trabajo de oficina: Carga física

María Isabel Subires Trujillo, Faustina Moreno Calero, María José Cortes Barea, Antonio Ángel Chaves Manceras

Índice

"No se puede enseñar nada a un hombre;
sólo se le puede ayudar a encontrar
la respuesta dentro de sí mismo."

Galileo Galilei

Introducción

El trabajo de oficina implica el uso continuado de muebles, equipos informáticos, manejo de software, así como la exposición a determinadas condiciones ambientales de ruido, temperatura y humedad e iluminación, cuyo correcto diseño tiene una importante influencia sobre la comodidad, eficacia en el trabajo e, incluso, sobre la salud de los trabajadores y trabajadoras.

La masiva incorporación de terminales de ordenador a los puestos de oficina ha hecho aumentar la incidencia de patologías ocupacionales que afectan a una parte importante de la población ocupada en el sector. Determinados problemas como las molestias musculares en la zona del cuello y la espalda, la fatiga y alteraciones visuales o el estrés, son los problemas manifestados con mayor frecuencia.

Aunque la gravedad de la mayoría de los problemas que se presentan en las oficinas es bastante menos acusada que en otros tipos de ocupaciones, como la construcción o la industria (donde se producen accidentes graves e incluso muertes), es preciso abordar soluciones efectivas, sobre todo teniendo en cuenta que dichos problemas son relativamente fáciles de resolver.

Desde el punto de vista de la gestión de riesgos laborales, la prevención en el campo del trabajo de oficina pasa por abordar cuatro tipos de cuestiones:

1. Un adecuado **diseño de las instalaciones** (locales, climatización, iluminación y acondicionamiento acústico).

2. Una correcta **selección del equipamiento** que se compra (sillas y mesas de trabajo, equipos informáticos, programas, etc.).

3. Una correcta **organización de las tareas**, evitando sistemas de trabajo que conducen a situaciones de estrés, desmotivación en el trabajo y otros problemas de naturaleza psicosocial.

4. Finalmente, todas las acciones anteriores pueden resultar ineficaces si se deja de lado la necesaria labor de **formación e información de los trabajadores**.

Es precisamente este último punto el que se trata de abordar mediante la elaboración de estos capítulos sobre información de riesgos derivados del trabajo de oficina, en el que hemos pretendido recopilar la información mínima que deben conocer los compañeros-as administrativos-as, trabajadores de oficina en general y, especialmente, los que desarrollan un trabajo informático intensivo.

Fuente: *Instituto Nacional de Seguridad e Higiene en el Trabajo* (INSHT) © INSHT

Capítulo I

Normativa básica en Prevención de Riesgos Laborales en centros sanitarios

María Isabel Subires Trujillo, Faustina Moreno Calero, María José Cortes Barea, Antonio Ángel Chaves Manceras

Prevención de Riesgos Laborales en centros sanitarios. Normativa básica. Información a los trabajadores.

Introducción

La Ley de Prevención de Riesgos Laborales (en adelante LPRL) establece el marco jurídico para desarrollar los requisitos de seguridad y salud en el trabajo que marcan las directivas comunitarias del artículo 118 A del Tratado constitutivo de la Comunidad Europea.

Hasta la entrada en vigor de la LPRL toda la materia relativa a la Seguridad e Higiene en el Trabajo estuvo regulada por la Ordenanza General de Seguridad e Higiene en el Trabajo de 1971.

Derechos y deberes básicos

Constitución Española

El Art. 15 de la Constitución Española (CE): recoge El derecho a la vida ya la integridad física y moral es un derecho fundamental

El Art. 40. 2 de CE Al tratar de la política social y económica, se establece el deber que tienen los poderes públicos de "velar por la seguridad e higiene en el trabajo".

Estatuto de los Trabajadores

En este sentido el Estatuto de los Trabajadores impone, como una condición de la relación de trabajo, el derecho que tienen los trabajadores *"a su integridad física y a una adecuada política de seguridad e higiene"* (art. 4.2) e incluso a *"una* protección eficaz en materia de seguridad e higiene" (Art. 19.1). De igual manera, el Estatuto de los Trabajadores establece el deber que tienen los trabajadores de "cumplir con las obligaciones concretas de su puesto de trabajo" (Art. 5.a) y "observar las medidas de seguridad e higiene que se adopten" (Art. 5.b); reiterándose de nuevo esta obligación en el artículo 19.2, cuando dice que *"el* trabajador está obligado a observar en su trabajo las medidas legales y reglamentarias de seguridad e higiene".

Las Directivas Comunitarias

Dentro de la política social se encuentra incluida la política de "Seguridad y Salud de los trabajadores en el lugar de trabajo", cuyo propósito es fijar unos niveles mínimos de protección que se apliquen por igual a los trabajadores *de todos los países europeos* de la Unión.

El artículo 118 A del Tratado constitutivo de la Comunidad Europea señala que "Los Estados miembros procurarán promover la mejora, en particular, del medio de trabajo, para proteger la seguridad y la salud de los trabajadores, y se fijarán como objetivo la armonización, dentro del progreso, de las condiciones existentes en ese ámbito"

Los objetivos, en definitiva, son dos: *aumentar la protección a todos los trabajadores* y procurar que, *en materia de seguridad y salud en el trabajo, no haya grandes diferencias* entre un Estado y otro (armonizar).

Para hacer esto posible, la Unión Europea utiliza fundamentalmente la elaboración de "directivas". Las directivas son actos jurídicos de carácter vinculante cuyos destinatarios son los Estados miembros. A través de ellas se adoptan las *"disposiciones mínimas* que habrán de aplicarse". Los Estados miembros están obligados en cuanto al resultado a conseguir (los objetivos de la directiva), aunque tienen cierta libertad en cuanto a los medios para "transponer" la directiva.

La "transposición" de una directiva consiste en convertir esa directiva en una norma legal que sea de obligado cumplimiento en el país. Aunque, para transponer una directiva, sería perfectamente posible convertirla en ley sin cambiar una sola coma del texto inicial, la mayoría de los países prefieren hacer adaptaciones de las directivas para ajustarlas a sus características o sus situaciones nacionales.

Ley de Prevención de Riesgos Laborales (LPRL)

La LPRL se estructura en siete capítulos, trece disposiciones adicionales, dos disposiciones transitorias, una disposición derogatoria y dos disposiciones finales.

Si nos paramos a estudiar la estructura de la LPRL, veremos que esta se divide en siete capítulos, cada uno de los cuales tiene el siguiente contenido:

- **Capítulo 1°** Describe el objeto de la Ley de Prevención así como su ámbito de aplicación. Además realiza las definiciones necesarias para la comprensión de la Ley.
- **Capítulo 2°:** En este capítulo se regula, principalmente, las actuaciones las Administraciones públicas en materia de Prevención, la colaboración entre ellas y la composición y funciones de la Comisión Nacional de Seguridad y Salud, que se crea como órgano asesor y de participación nacional en esta materia
- **Capítulo 3°:** En el se desarrollan los **derechos** y las **obligaciones** de trabajadores/as y de empresarios.
- **Capítulo 4°:** Hace referencia a los Servicios de Prevención, que se desarrollan posteriormente en el Reglamento de los Servicios de Prevención.
- **Capitulo 5°:** En él se regula la consulta y participación de los trabajadores s a través de los **Delegados de Prevención**.
- **Capítulo 6°:** Regula las obligaciones de los fabricantes, importadores y suministradores de maquinarias, equipos, etc., a fin de garantizar el máximo nivel de seguridad de los usuarios
- **Capítulo 7°:** Responsabilidades y sanciones

La LPRL pone de manifiesto, en su artículo 14, "el derecho que tienen los trabajadores a una protección eficaz en materia de seguridad y salud en el trabajo", así como el "deber del empresario de protección de los trabajadores frente a los riesgos laborales".

Según se detalla en la Ley forman parte de este **derecho de los trabajadores:**

- Una protección eficaz en materia de seguridad y salud en el trabajo.
- Ser informados y formados en materia preventiva.
- Ser consultados y particular en las cuestiones relacionadas con la prevención de riesgos.
- Poder interrumpir la actividad en caso de riesgo grave e inminente.
- Recibir una vigilancia de su estado de salud.

Por su parte, los trabajadores, con arreglo a su formación y siguiendo las instrucciones del empresario, deberán en particular:

Obligaciones de los trabajadores:

- Usar adecuadamente, de acuerdo con su naturaleza y los riesgos previsibles, las máquinas, aparatos, herramientas, sustancias peligrosas, equipos de transporte y, en general, cualesquiera otros medios con los que desarrollen su actividad.

- Utilizar correctamente los medios y equipos de protección facilitados por el empresario, de acuerdo con las instrucciones recibidas de éste.

- No poner fuera de funcionamiento y utilizar correctamente los dispositivos de seguridad existentes o que se instalen en los medios relacionados con su actividad o en los lugares de trabajo en los que ésta tenga lugar.

- Informar de inmediato a su superior jerárquico directo, y a los trabajadores designados para realizar actividades de protección y de prevención o, en su caso, al servicio de prevención, acerca de cualquier situación que, a su juicio, entrañe, por motivos razonables, un riesgo para la seguridad y la salud de los trabajadores.

- Contribuir al cumplimiento de las obligaciones establecidas por la autoridad competente con el fin de proteger la seguridad y la salud de los trabajadores en el trabajo.

- Cooperar con el empresario para que éste pueda garantizar unas condiciones de trabajo que sean seguras y no entrañen riesgos para la seguridad y la salud de los trabajadores.

El derecho de **participación** en las empresas se canalizará a través de sus representantes, en la figura del **DELEGADO DE PREVENCIÓN**, regulado en el artículo 34 de la ley de prevención de Riesgos laborales. Entre sus competencias se encuentra:

- Colaborar con la dirección de la empresa en la mejora de la acción preventiva.
- Promover y fomentar la cooperación de los trabajadores en la ejecución de la normativa sobre prevención de riesgos laborales.
- Ser consultados por el empresario, con carácter previo a su ejecución, acerca de las decisiones a que se refiere el artículo 33 de la LPRL.
- Ejercer una labor de vigilancia y control sobre el cumplimiento de la normativa de prevención de riesgos laborales.

Los delegados de prevención están facultados para:
- Acompañar a los técnicos en las evaluaciones de Riesgos Laborales, pudiendo formular ante ellos las observaciones que estimen oportunas.
- Tener acceso, con las limitaciones previstas en el artículo 22, a la información y documentación relativa a las condiciones de trabajo que sean necesarias para el ejercicio de sus funciones
- Ser informados por el empresario sobre los daños producidos en la salud de los trabajadores una vez que aquél hubiese tenido conocimiento de ellos, pudiendo presentarse, aún fuera de su jornada laboral, en el lugar de los hechos para conocer las circunstancias de los mismos.
- Recibir del empresario las informaciones obtenidas por éste procedentes de las personas u órganos encargados de las actividades de protección y prevención en la empresa, así como de los organismos competentes para la seguridad y la salud de los trabajadores, sin perjuicio de lo dispuesto en el artículo 40de la Ley en materia de colaboración con la Inspección de Trabajo y Seguridad Social.

- Realizar visitas a los lugares de trabajo para ejercer una labor de vigilancia y control del estado de las condiciones de trabajo, pudiendo, a tal fin, acceder a cualquier zona de los mismos y comunicarse durante la jornada con los trabajadores, de manera que no se altere el normal desarrollo del proceso productivo.
- Recabar del empresario la adopción de medidas de carácter preventivo y para la mejora de los niveles de protección de la seguridad y la salud de los trabajadores, pudiendo a tal fin efectuar propuestas al empresario, así como al Comité de Seguridad y Salud para su discusión en el mismo.
- Proponer al órgano de representación de los trabajadores la adopción del acuerdo de paralización de actividades ante riesgo grave e inminente.

Bibliografía

LEY 31/1995, de 8 de noviembre de prevención de riesgos laborales. BOE n° 269, de 10 de noviembre.

REAL DECRETO 39/1997, de 17 de enero, por el que se aprueba el Reglamento de los Servicios de Prevención. BOE núm. 27 de 31 enero.

Decreto 117/2000, de 11 de Abril, por el que se crean los servicios de prevención de riesgos laborales para el personal al servicio de la Administración de la Junta de Andalucía. Boja 45, De 15-04-00.

Orden de 11 de marzo de 2004, conjunta de las consejerías de Empleo y Desarrollo Tecnológico y de Salud, por la que se crean las unidades de prevención en los centros asistenciales del Servicio Andaluz de Salud. (BOJA n: 53 de 17 de marzo)

Aspectos prácticos de Información a los Trabajadores:

**Prevención de Riesgos Laborales en Centros Sanitarios
Normativa básica**

1

MARCO NORMATIVO

✦ C.E. Art. 40.2
✦ Estatuto de los trabajadores
✦ Directiva Marco 89/391/CEE
✦ Convenio 155 de la OIT
✦ Ley 31/1995
✦ RD 39/1997
✦ DECRETO 117/200_ S Prevención de Riesgos Laborales persona al servicio de la Administración de la JJAA
✦ Orden conjunta 11 marzo 2004 Creación UP

4

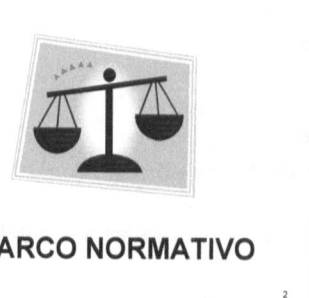

MARCO NORMATIVO

2

MARCO NORMATIVO

✦ C.E. Art. 40.2
CAPÍTULO TERCERO.
DE LOS PRINCIPIOS RECTORES DE LA POLÍTICA SOCIAL Y ECONÓMICA

• Art, 40. 2. "...
los poderes públicos velarán por la seguridad e higiene en el trabajo y garantizarán el descanso necesario, mediante la limitación de la jornada laboral, las vacaciones periódicas retribuidas y la promoción de centros adecuados"

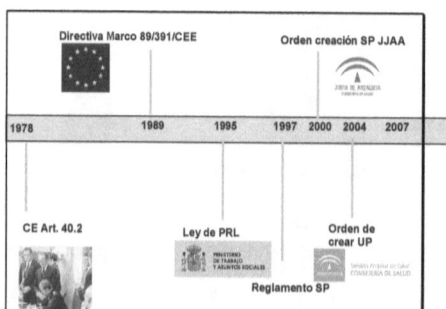

3

MARCO NORMATIVO

Ley 55/2003. Estatuto Marco

CAPITULO XII: REGIMEN DISCIPLINARIO Art. 72
Falta Leve apartado 4 letra e):

El descuido en el cumplimiento de las disposiciones expresas sobre seguridad y salud.

MARCO NORMATIVO

- C.E. Art. 40.2
- Estatuto de los trabajadores
- Directiva Marco 89/391/CEE
- Convenio 155 de la OIT
- Ley 31/1995
- RD 39/1997
- DECRETO 117/200_ S Prevención de Riesgos Laborales personal a servicio de la Administración de la JJAA
- Orden conjunta 11 marzo 2004 Creación UP

7

Ley de prevención de riesgos laborales
Ley 31/95 de 8 de Noviembre 1995

CAPÍTULO I Objeto, ámbito y definiciones

Artículo 1. Normativa sobre prevención de riesgos laborales
Artículo 2. Objeto y carácter de la norma
Artículo 3. Ámbito de aplicación
Artículo 4. Definiciones

10

MARCO NORMATIVO

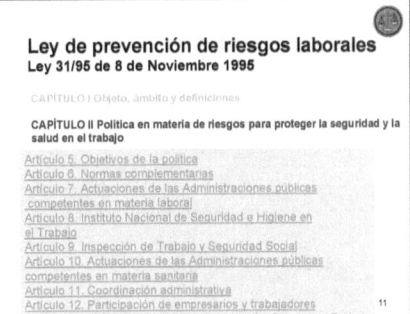

- Ley 31/1995

(transposición de la D.89/391/CEE)

Artículo 14: Derecho a la protección frente a los riesgos laborales
— El empresario deberá garantizar la seguridad y la salud de los trabajadores a su servicio en todos los aspectos relacionados con trabajo.

Ley de prevención de riesgos laborales
Ley 31/95 de 8 de Noviembre 1995

CAPÍTULO I Objeto, ámbito y definiciones

CAPÍTULO II Política en materia de riesgos para proteger la seguridad y la salud en el trabajo

Artículo 5. Objetivos de la política
Artículo 6. Normas complementarias
Artículo 7. Actuaciones de las Administraciones públicas competentes en materia laboral
Artículo 8. Instituto Nacional de Seguridad e Higiene en el Trabajo
Artículo 9. Inspección de Trabajo y Seguridad Social
Artículo 10. Actuaciones de las Administraciones públicas competentes en materia sanitaria
Artículo 11. Coordinación administrativa
Artículo 12. Participación de empresarios y trabajadores
Artículo 13. Comisión Nacional de Seguridad y Salud en el Trabajo

11

Ley de prevención de riesgos laborales
Ley 31/95 de 8 de Noviembre 1995

CAPÍTULO I Objeto, ámbito y definiciones

CAPÍTULO II Política en materia de riesgos para proteger la seguridad y la salud en el trabajo

CAPÍTULO III Derechos y obligaciones

CAPÍTULO IV Servicios de prevención

CAPÍTULO V Consulta y participación de los trabajadores

CAPÍTULO VI Obligaciones de los fabricantes, importadores y suministradores

CAPÍTULO VII Responsabilidades y sanciones

9

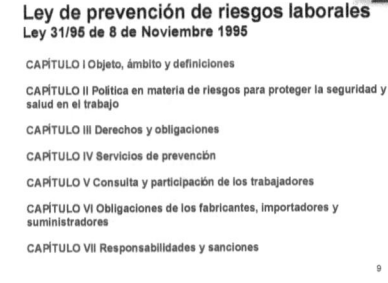
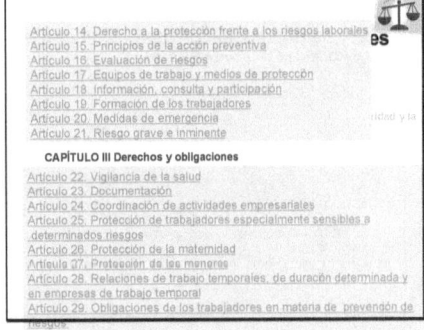

Artículo 14. Derecho a la protección frente a los riesgos laborales
Artículo 15. Principios de la acción preventiva
Artículo 16. Evaluación de riesgos
Artículo 17. Equipos de trabajo y medios de protección
Artículo 18. Información, consulta y participación
Artículo 19. Formación de los trabajadores
Artículo 20. Medidas de emergencia
Artículo 21. Riesgo grave e inminente

CAPÍTULO III Derechos y obligaciones

Artículo 22. Vigilancia de la salud
Artículo 23. Documentación
Artículo 24. Coordinación de actividades empresariales
Artículo 25. Protección de trabajadores especialmente sensibles a determinados riesgos
Artículo 26. Protección de la maternidad
Artículo 27. Protección de los menores
Artículo 28. Relaciones de trabajo temporales, de duración determinada y en empresas de trabajo temporal
Artículo 29. Obligaciones de los trabajadores en materia de prevención de riesgos

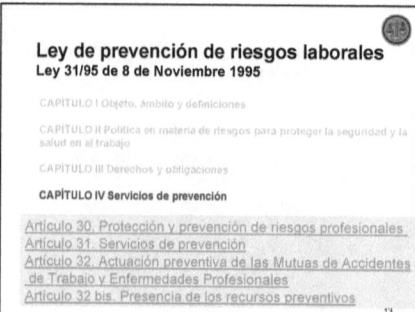

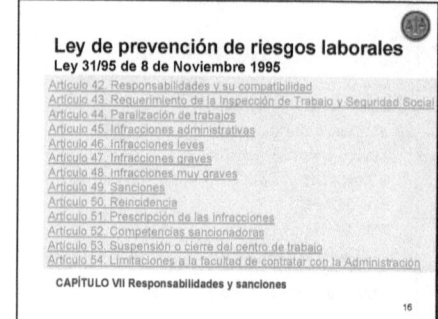

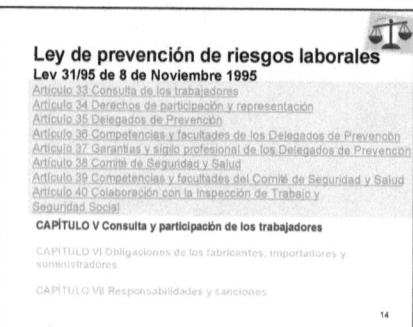

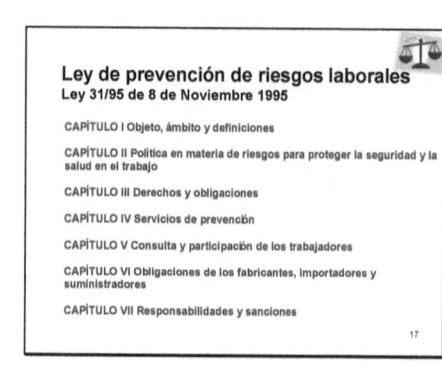

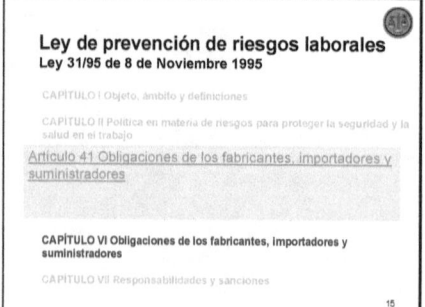

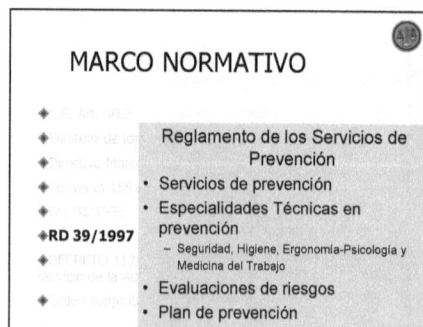

REAL DECRETO 39/1997, de 17 de enero, por el que se aprueba el Reglamento de los Servicios de Prevención. BOE núm. 27 de 31 enero

CAPÍTULO I Disposiciones generales

CAPÍTULO II Evaluación de los riesgos y planificación de la actividad preventiva

CAPÍTULO III Organización de recursos para las actividades preventivas

CAPÍTULO IV Acreditación de entidades especializadas como servicios de prevención ajenos a las empresas

CAPÍTULO V Auditorias

CAPÍTULO VI Funciones y niveles de cualificación

CAPÍTULO VII Colaboración de los servicios de prevención con el Sistema Nacional de Salud

19

REAL DECRETO 39/1997, de 17 de enero, por el que se aprueba el Reglamento de los Servicios de Prevención. BOE núm. 27 de 31 enero

CAPÍTULO I Disposiciones generales

CAPÍTULO II Evaluación de los riesgos y planificación de la actividad preventiva

CAPÍTULO III Organización de recursos para las actividades preventivas

CAPÍTULO IV Acreditación de entidades especializadas como servicios de prevención ajenos a las empresas

CAPÍTULO V Auditorías

CAPÍTULO VI Funciones y niveles de cualificación

CAPÍTULO VII Colaboración de los servicios de prevención con el Sistema Nacional de Salud

22

REAL DECRETO 39/1997, de 17 de enero, por el que se aprueba el Reglamento de los Servicios de Prevención. BOE núm. 27 de 31 enero

CAPÍTULO I Disposiciones generales

CAPÍTULO II Evaluación de los riesgos y planificación de la actividad preventiva

CAPÍTULO III Organización de recursos para las actividades preventivas

CAPÍTULO IV Acreditación de entidades especializadas como servicios de prevención ajenos a las empresas

CAPÍTULO V Auditorías

CAPÍTULO VI Funciones y niveles de cualificación

CAPÍTULO VII Colaboración de los servicios de prevención con el Sistema Nacional de Salud

20

REAL DECRETO 39/1997, de 17 de enero, por el que se aprueba el Reglamento de los Servicios de Prevención. BOE núm. 27 de 31 enero

CAPÍTULO I Disposiciones generales

CAPÍTULO II Evaluación de los riesgos y planificación de la actividad preventiva

CAPÍTULO III Organización de recursos para las actividades preventivas

CAPÍTULO IV Acreditación de entidades especializadas como servicios de prevención ajenos a las empresas

CAPÍTULO V Auditorías

CAPÍTULO VI Funciones y niveles de cualificación

CAPÍTULO VII Colaboración de los servicios de prevención con el Sistema Nacional de Salud

23

REAL DECRETO 39/1997, de 17 de enero, por el que se aprueba el Reglamento de los Servicios de Prevención. BOE núm. 27 de 31 enero

CAPÍTULO I Disposiciones generales

CAPÍTULO II Evaluación de los riesgos y planificación de la actividad preventiva

CAPÍTULO III Organización de recursos para las actividades preventivas

CAPÍTULO IV Acreditación de entidades especializadas como servicios de prevención ajenos a las empresas

CAPÍTULO V Auditorías

CAPÍTULO VI Funciones y niveles de cualificación

CAPÍTULO VII Colaboración de los servicios de prevención con el Sistema Nacional de Salud

21

REAL DECRETO 39/1997, de 17 de enero, por el que se aprueba el Reglamento de los Servicios de Prevención. BOE núm. 27 de 31 enero

CAPÍTULO I Disposiciones generales

CAPÍTULO II Evaluación de los riesgos y planificación de la actividad preventiva

CAPÍTULO III Organización de recursos para las actividades preventivas

CAPÍTULO IV Acreditación de entidades especializadas como servicios de prevención ajenos a las empresas

CAPÍTULO V Auditorías

CAPÍTULO VI Funciones y niveles de cualificación

CAPÍTULO VII Colaboración de los servicios de prevención con el Sistema Nacional de Salud

24

REAL DECRETO 39/1997, de 17 de enero, por el que se aprueba el Reglamento de los Servicios de Prevención. BOE núm. 27 de 31 enero

CAPÍTULO I Disposiciones generales

CAPÍTULO II Evaluación de los riesgos y planificación de la actividad preventiva

CAPÍTULO III Organización de recursos para las actividades preventivas

CAPÍTULO IV Acreditación de entidades especializadas como servicios de prevención ajenos a las empresas

CAPÍTULO V Auditorías

CAPÍTULO VI Funciones y niveles de cualificación

CAPÍTULO VII Colaboración de los servicios de prevención con el Sistema Nacional de Salud

25

Normas de protección de los trabajadores

- R.D 664 /1997 **Agentes Biológicos**

- R.D 665/1997 **Agentes Cancerígenos**

26

Otras Normas de protección de los trabajadores

- R.D 485/1997 **de 14 de abril sobre disposiciones mínimas de** señalización de **seguridad y salud en el trabajo**

- R.D 486/1997 **de 14 de abril sobre disposiciones mínimas de seguridad en los** lugares de trabajo

26

MARCO NORMATIVO

Artículo 2. Constitución y ámbito funcional.

1.- Se constituye un **Servicio de Prevenci ón en cada provincia** con competencias en todos y cada uno de los centros de trabajo incluidos dentro de la **organización de la Administración autonómica** así como sobre el personal que preste sus servicios en dicho ámbito territorial y funcional.

2.- Se constituyen, igualmente, **unidades de prevención** que se ocuparán de los riesgos laborales específicos del **sector sanitario**

◆DECRETO 117/200_ S Prevención de Riesgos Laborales personal a servicio de la Administración de la JJAA

◆Orden conjunta 11 marzo 2004 Creación UP

29

Normas de protección de los trabajadores

- R.D. 487/1997, de 14 de abril, **sobre disposiciones mínimas de seguridad y salud relativas a** manipulación manual de cargas **que entrañen riesgos, en particular dorsolumbares, para los trabajadores**

- R.D 488/1997 **sobre disposiciones mínimas de seguridad y salud en trabajo con equipos que incluyen** pantallas de visualización de datos

26

MARCO NORMATIVO

a) La **evaluación de los factores de riesgo** que puedan afectar a la seguridad y la salud de los trabajadores en los términos previstos en el art.culo 16 de la Ley de Prevención de Riesgos Laborales.
b) El diseño, aplicación y coordinación de los **planes y programas de actuación preventiva.**
c) La determinación de las **prioridades** en la adopción de las medidas preventivas adecuadas y la vigilancia de su eficacia.
d) **La información y formación** de los trabajadores.
e) La elaboración de **planes y actuaciones a desarrollar en situaciones de emergencia.**
f) La **vigilancia y control de la salud** de los trabajadores en relación con los **riesgos derivados** del trabajo.
g) La información y asesoramiento a los **órganos de representación**

◆Orden conjunta 11 marzo 2004 Creación UP

30

Creación UP

- Orden conjunta creación Unidades de Prevención 11 marzo 2004

- 36 U.P Andalucía

- 6 U.P. Málaga:
  - Hru Carlos Haya-CRTS
  - H Clínico-distrito Costa Del Sol
  - H Axarquía-distrito Axarquía
  - H. Ronda-distrito Serranía-distrito Valle Del Guadalhorce
  - H. Antequera-distrito Málaga Norte
  - Distrito Málaga

31

Derechos del trabajador

❖ Derecho a equipos de trabajo y medios de protecci ón adecuados (Art. 17).

❖ Derecho de informaci ón, consulta y participaci ón (Art. 12, 18, Cap.V: Art. 33 y sig.)

❖ Derecho a formación (Art. 19).

❖ Derecho a medidas de emergencia en empresa (Art. 20).

❖ Derecho a interrumpir su actividad en caso de riesgo grave o inminente (Art. 21)

❖ Derecho a que se vigile la salud de los trabajadores de forma periódica (Art.. 22).

34

Conceptos Básicos

Daños derivados del trabajo

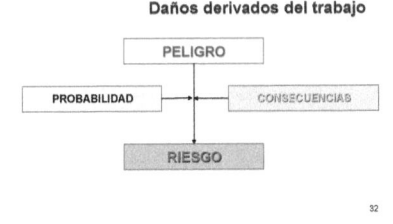

32

Obligaciones del trabajador

❖ Velar por su propia seguridad y salud y por la de aquellas personas a las que puede afectar su actividad profesional

❖ Usar adecuadamente máquinas, aparatos, herramientas, sustancias peligrosas, equipos de transporte o cualquier otro medio necesario para el desarrollo de su actividad.

❖ Usar correctamente los medios y equipos de protección.

❖ No poner fuera de funcionamiento los dispositivos de seguridad existentes.

35

Daños derivados del trabajo

❖ "Se consideran da ños derivados del trabajo las enfermedades, patolog ías o lesiones sufridas con

❖ Las materializaciones de un riesgo pueden dar lugar a daños para la salud:

  1. Accidente
  2. Enfermedad Profesional

33

Obligaciones del trabajador

❖ Informar inmediatamente de cualquier situaci ón que entrañe riesgos para la seguridad y la salud

❖ Contribuir al cumplimiento de las obligaciones establecidas por la autoridad competente con el fin de proteger la seguridad y la salud de los trabajadores en el trabajo.

❖ Cooperar con el empresario para garantizar unas condiciones de trabajo seguras

❖ Cumplir instrucciones adecuadas sobre riesgos y peligros antes de iniciar el desempeño de un puesto de trabajo.

36

Participación de los trabajadores

A través de:

> El comité de seguridad y salud

> Los delegados de prevención

37

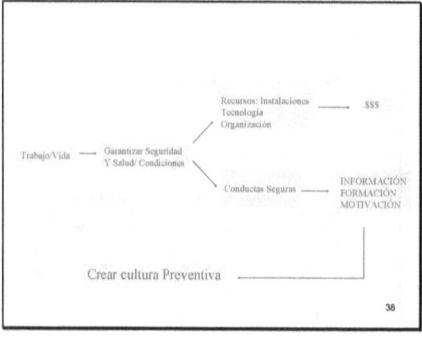

38

Capítulo II

Riesgos laborales propios del puesto de Administrativo: Pantallas Visualización de Datos

María Isabel Subires Trujillo, Faustina Moreno Calero, María José Cortes Barea, Antonio Ángel Chaves Manceras

Riesgos Laborales propios del puesto de Administrativo: Pantallas Visualización de Datos

Introducción y definiciones

Actualmente, está fuera de duda que la ergonomía de los puestos con pantallas de visualización de datos constituye un requisito imprescindible para prevenir los problemas derivados del trabajo habitual y prolongado con este tipo de equipos: trastornos oculares, fatiga mental y problemas musculoesqueléticos.

A estos problemas se encuentran expuestos actualmente extensos colectivos de trabajadores-as, como el colectivo de la función administrativa, cuyo crecimiento corre paralelo a la incesante expansión de la informática en las oficinas, en la atención del ciudadano-a y otros lugares de trabajo.

El término **"pantalla de visualización"** se refiere a cualquier pantalla alfanumérica o gráfica, es decir, capaz de representar texto, números o gráficos, independientemente del método de presentación utilizado.

Las pantallas más habituales en el ámbito laboral son las que forman parte de un equipo informático. Dentro de éstas, las más difundidas son las pantallas de "sobremesa" (basadas en la tecnología del tubo de rayos catódicos), pero también se dispone de varios tipos de "pantallas planas" basadas en diferentes tecnologías (cristal líquido, plasma, TFT, etc.) que se utilizan con mayor frecuencia en los ordenadores portátiles.

Objetivos

- Preservar el estado de salud de los trabajadores en su ambiente de trabajo
- Facilitar el cumplimiento de ***información y la formación de los trabajadores*** usuarios de equipos con pantallas de visualización en relación con los riesgos que conlleva su trabajo y la forma de prevenirlos.

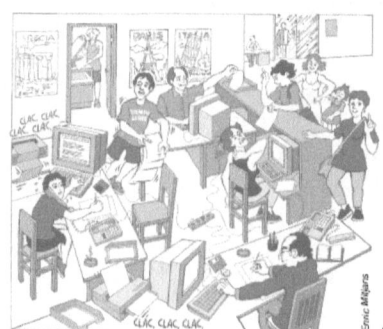

© INSHT

Fuente: Ergas: Notas prácticas. *Instituto Nacional de Seguridad e Higiene en el Trabajo.* © INSHT

Problemática del trabajo con pantallas de visualización de datos

La frecuencia de los trastornos musculoesqueléticos y de los problemas relacionados con la fatiga visual y mental suele ser mayor en los trabajadores usuarios de pantallas de visualización que en los que realizan otras actividades tradicionales de oficina. Algunas investigaciones han mostrado que la clase y frecuencia de las molestias dependen del tiempo de trabajo diario con la pantalla y del tipo de tarea realizada.

La clasificación basada en la tarea predominante realizada por el operador permite caracterizar las actividades llevadas a cabo con pantallas de visualización de datos de la siguiente forma:

- **Entrada de datos.** La información es tecleada habitualmente de acuerdo con un formato establecido. El volumen de trabajo suele ser alto, con pocas interrupciones, poco control del ritmo de trabajo por parte del operador y pocas oportunidades para la toma de decisiones.
- **Consulta de datos.** La información se lee en pantalla, lo que conlleva una frecuente visualización de la misma. La frecuencia de tecleo es media y con

interrupciones, mientras que el control del ritmo y la oportunidad de tomar decisiones es variable.

- **Diálogo.** Este tipo de actividad conlleva la introducción y lectura de información. La frecuencia de tecleo es alta pero intermitente, y la visualización de la pantalla es alta. El control del ritmo de trabajo por parte del operador y la oportunidad de tomar decisiones es variable.

- **Tratamiento de textos.** Conlleva la introducción e impresión de textos, así como la búsqueda, organización del formato y realización de correcciones. La frecuencia de tecleo es alta pero intermitente, la visualización se reparte entre el documento y la pantalla. Existe alguna oportunidad de controlar el ritmo de trabajo y de tomar decisiones.

- **Programación y diseño asistido.** Estas actividades se consideran habitualmente como de tipo profesional. La frecuencia de tecleo suele ser baja e intermitente, combinado con visualizaciones de pantalla y documentos. El tiempo ante la pantalla puede ser muy variable, con interrupciones frecuentes, y existen mayores posibilidades de controlar el ritmo de trabajo y la toma de decisiones.

La caracterización hecha para las principales actividades realizadas con pantallas de visualización de datos (PVD) muestra el origen de muchos de los problemas sufridos habitualmente por los operadores de estos equipos; principalmente trastornos musculoesqueléticos, problemas visuales y fatiga mental.

Trastornos musculoesqueléticos

Estos trastornos se localizan habitualmente en el cuello, espalda, hombros, brazos y manos. Muchos de ellos se deben al mantenimiento de posturas estáticas prolongadas, habituales en muchas de las actividades realizadas con PVD, así como a la adopción de posturas incorrectas, que pueden ser propiciadas por un diseño inadecuado del puesto.

Los trastornos sufridos en las manos y en el cuello pueden ser también debidos, respectivamente, a los movimientos repetitivos necesarios para teclear y a los giros de cabeza realizados durante la lectura alternativa de la pantalla y los documentos de trabajo.

Problemas visuales y oculares

Las irritaciones oculares, ojos enrojecidos, visión borrosa, etc., se pueden derivar, entre otras cosas, del movimiento repetitivo de los ojos y de los sucesivos esfuerzos de acomodación realizados durante las tareas de lectura de la pantalla y de los documentos. Estos esfuerzos serán tanto mayores cuanto peor sea la legibilidad de dichos soportes y cuanto mayor sea la diferencia de sus distancias a los ojos del operador.

Otro de los factores que está en el origen de muchos de los problemas visuales consiste en los desequilibrios de luminosidad entre los diversos componentes de la tarea visual (principalmente entre una pantalla oscura y unos documentos claros) así como entre esta y el entorno. Cuando la diferencia de luminosidad entre documento y pantalla es excesiva, las rápidas y frecuentes transiciones visuales entre estos elementos pueden conducir a la fatiga visual, como consecuencia del repetido esfuerzo de adaptación exigido a los ojos del operador.

De manera análoga, si la luminosidad del entorno del puesto es muy diferente a la de la pantalla, la necesidad de adaptación de los ojos del operador a su lectura puede entrar en conflicto con los requerimientos de adaptación a los niveles de luminosidad del entorno.

Fatiga mental

Suele ser un trastorno bastante frecuente en las actividades realizadas en los puestos de trabajo con equipos de PVD.

Este problema puede tener su origen en la organización inadecuada de la tarea, derivada, en general, de una organización del trabajo deficiente, como, por ejemplo, un ritmo y volumen elevados de trabajo o la ejecución de actividades monótonas y repetitivas. Otro de los factores determinantes de la fatiga mental lo constituye la inadecuación de los programas informáticos utilizados por el usuario para la realización de su tarea.

Muchos de los aspectos relativos a la organización del trabajo pueden ser también la causa de problemas de tipo psicosocial, como, por ejemplo, la excesiva división y falta de contenido de las tareas y la imposibilidad de tomar decisiones durante su realización. Estos inconvenientes se presentan con mayor frecuencia en las tareas limitadas a la introducción de datos.

Bibliografía

Real Decreto 488/1997, de 14 de abril, sobre trabajos con pantallas de visualización (BOE nº 97, de 23 de abril).

Guía Técnica sobre pantallas de visualización. Editado por el Instituto Nacional de Seguridad e Higiene en el Trabajo.

Manual de normas técnicas para el diseño ergonómico de puestos con pantallas de visualización. Editado por el Instituto Nacional de Seguridad e Higiene en el Trabajo.

Instrucción básica para el trabajador usuario de pantallas de visualización de datos. Editado por el Instituto Nacional de Seguridad e Higiene en el Trabajo.

NOTA: Todos los documentos puede obtenerlos de forma gratuita consultando la Web del INSHT. (http://www.mtas.es/insht/practice/guias.htm) © INSHT

Aspectos prácticos de información para trabajadores.

1

Riesgos Laborales propios del puesto de Administrativo

para el/la Trabajador/a usuario/a de Pantallas de Visualización de Datos

PVD

© INSHT

4

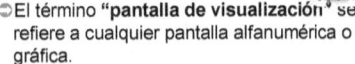
¿Pantalla de Visualización?

⮑El término **"pantalla de visualización"** se refiere a cualquier pantalla alfanumérica o gráfica.

⮑Pantalla capaz de representar texto, números o gráficos, independientemente del método de presentación utilizado.

⮑Las pantallas más habituales en el ámbito laboral son las que forman parte de un equipo informático.

2

Normativa legal

- Ley de Prevención de Riesgos Laborales.
  (Ley 31/1995, de 8 de noviembre. B.O.E. nº 269, de 10 de noviembre)
- Reglamento de Servicios de Prevención.
  (Real Decreto 39/1997, de 17 de enero. B.O.E. nº 27, de 31 de enero)
- Reglamento sobre Pantallas de Visualización.
  (Real Decreto 488/1997, de 14 de abril. B.O.E. nº 97, de 23 de abril)
- Reglamento sobre Lugares de Trabajo.
  (Real Decreto 486/1997, de 14 de abril. B.O.E. nº 97, de 23 de abril)

5

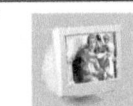
pantalla CRT

⮑Las pantallas más comúnmente utilizadas son las **pantallas de tubo catódico (CRT)**.

⮑En este tipo de pantallas la imagen se obtiene mediante la emisión de electrones a puntos concretos de la pared interna de la pantalla, recubierta de una capa sensible a dichos electrones.

3

Prevención y Protección de Riesgos Laborales para el/la Trabajador/a usuario/a de Pantallas de Visualización de Datos

⮑**Objetivos :**

⮑Preservar el estado de salud de los trabajadores en su ambiente de trabajo

⮑Facilitar el cumplimiento de *información y la formación de los trabajadores* usuarios de equipos con pantallas de visualización en relación con los riesgos que conlleva su trabajo y la forma de prevenirlos.

6

pantalla LCD

Estas pantallas son de tipo pasivo.
⮑ Es una pantalla no luminiscente cuya legibilidad depende de la iluminación del entorno.
⮑ Son las que incorporan los equipos informáticos portátiles.

El problema de la mayoría de estas pantallas radica en que hay que respetar un ángulo determinado entre:
⮑ la incidencia de la luz,
⮑ La superficie de la pantalla
⮑ y la dirección de la mirada,
para obtener un contraste suficiente de los caracteres.

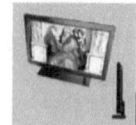

pantalla de plasma

Otro desarrollo tecnol ógico reciente son las **pantallas de plasma.** Ofrecen una mayor estabilidad de la imagen, aunque la luminancia m áxima que pueden alcanzar suele ser débil.

Problemas musculoesqueléticos

Los **problemas musculoesqueléticos** que aquejan a los usuarios de equipos con PVD suelen estar asociados, entre otras cosas:

- al mantenimiento de posturas estáticas prolongadas.
- unidas a la adopción de malas posturas.
- También pueden contribuir a la aparición de dichos problemas los movimientos repetitivos debidos al manejo habitual e intensivo del teclado y el "ratón".

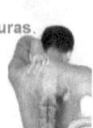

¿Cuáles son los Principales Riesgos para la salud del usuario de Pantallas de Visualización? (PVD)

Los principales problemas asociados al uso habitual de estos equipos son:
- *Fatiga visual*
- *Trastornos musculoesqueléticos*
- *Fatiga mental*

La mayor ía de estos problemas pueden evitarse mediante:
- un buen diseño del puesto,
- una correcta organización del trabajo
- y una información y formación adecuadas del usuario.

Fatiga Mental

Finalmente, **la fatiga mental** puede estar causada, entre otras cosas,

- por las dificultades de manejar con soltura las aplicaciones informáticas o programas de ordenador,
- así como por la excesiva presión de tiempos,
- ausencia de pausas
- y, en general, por deficiencias en la organización del trabajo.

Fatiga visual

Muchos de **los problemas visuales** suelen estar relacionados:

- con las actuales limitaciones de las pantallas de visualización
- y/o la utilización incorrecta de las mismas
- la presencia de reflejos y parpadeos molestos,
- unida a la pobre definición de la imagen.
Todo ello se puede traducir en un rápido incremento de la **fatiga visual**.
especialmente si la tarea conlleva la lectura frecuente de textos en la pantalla.

La prevención de los problemas visuales

¿Cuáles son las principales causas de la fatiga visual?

- Escasa definición de la imagen,
- unida a la existencia de reflejos y parpadeos en las pantallas.
- Si la pantalla utilizada no es de buena calidad, estos problemas se incrementan rápidamente.

- Estas causas producen fatiga visual con mayor rapidez que cuando la lectura se realiza sobre papel impreso.

13

¿Cuáles son los principales requisitos de diseño ergonómico para evitar los problemas visuales?

Hay que distinguir dos tipos de requisitos:

- Pantalla de Visualización.
- Sistema de Iluminación y el entorno visual.

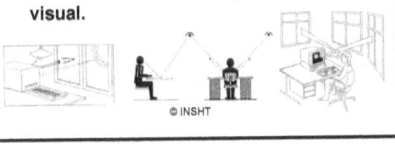

© INSHT

16

Pantalla de visualización

⮑ **El tamaño de los caracteres del texto**

- Es importante que los caracteres de los textos tengan un tamaño que permita su fácil lectura.
- **Lo mejor es que las aplicaciones informáticas utilizadas permitan ajustar el tamaño de los caracteres a las necesidades de cada usuario.**
- El trabajador debe saber realizar este ajuste.
- En los programas informáticos que no dispongan de dicha posibilidad de ajuste, **los caracteres** deberían tener **al menos una altura de 3 mm** (para las distancias habituales de lectura en la pantalla, unos 50 cm).

14

Pantalla de visualización

⮑ La pantalla debe ser de buena calidad y apropiada al tipo de trabajo realizado.

⮑ La **"Guía técnica sobre pantallas de visualización"**, editada por el Instituto Nacional de Seguridad e Higiene en el Trabajo, recomienda los siguientes requisitos mínimos en función del tipo de trabajo principal que se realice:

TRABAJO PRINCIPAL	TAMAÑO DE LA PANTALLA (DIAGONAL)	RESOLUCIÓN (Nº DE "PIXELES"(*))	FRECUENCIA DE IMAGEN
OFICINA	35 cm (14")	640 x 480	70 Hz
GRÁFICOS	42 cm (17")	800 x 600	70 Hz
PROYECTOS	50 cm (20")	1024 x 768	70 Hz

(*) "PIXELES".- elementos más pequeños de la pantalla, direccionables, que forman la trama de la imagen.

17

Pantalla de visualización

⮑ **Regulación del brillo y del contraste**

- El trabajador debe saber ajustar con facilidad el brillo y el contraste de la pantalla.
- Los correspondientes controles deben permitirle encontrar los niveles más confortables y el usuario debería ajustarlos cada vez que cambien las condiciones de iluminación.

15

Pantalla de visualización

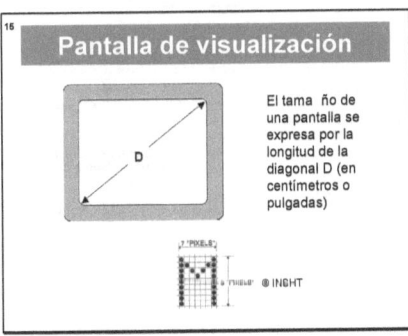

El tamaño de una pantalla se expresa por la longitud de la diagonal D (en centímetros o pulgadas)

© INSHT

18

Pantalla de visualización

⮑ **Polaridad positiva y polaridad negativa**

- En las pantallas de visualización se pueden representar los textos y gráficos de dos formas:
- Con polaridad positiva: caracteres o trazos oscuros sobre fondo brillante.
- Con polaridad negativa: caracteres o trazos brillantes sobre fondo oscuro.

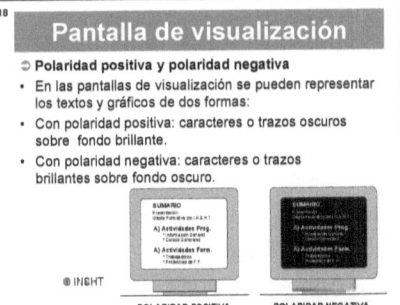

© INSHT

POLARIDAD POSITIVA   POLARIDAD NEGATIVA

19

Pantalla de visualización

⊃Ventajas e inconvenientes:

- **Con polaridad negativa:**
    - el parpadeo de la pantalla es menos perceptible
    - y la legibilidad de los textos es mejor para las personas que tienen menor agudeza visual.
- **Con polaridad positiva:**
    - los reflejos en la pantalla resultan menos molestos y se logra más fácilmente un equilibrio de luminosidad (luminancia).
- El trabajador lo debe saber hacer, con el fin de elegir el modo de representación que le resulte más confortable.
- En la mayoría de los casos suele resultar **más favorable** el empleo de **la polaridad positiva** en la pantalla, que emula la representación sobre papel impreso.

22

Pantalla de visualización

⊃Empleo del atril

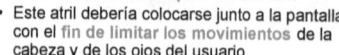

- En las tareas que requieran alternar la visualización de la pantalla con la lectura frecuente de documentos impresos se hace necesario el empleo de un atril. © INSHT
- Este atril debería colocarse junto a la pantalla, con el fin de limitar los movimientos de la cabeza y de los ojos del usuario.
- Conviene acercar el atril hasta lograr la situación más confortable para la lectura.

20

Pantalla de visualización

⊃La colocación de la pantalla

- La mesa o superficie donde se coloque el monitor de la pantalla debería tener una profundidad suficiente para permitir al usuario colocarla a la distancia de sus ojos que le resulte más confortable. Si esta regulación no es posible, la distancia de la pantalla a los ojos del operador debería ser, al menos, de 40 cm.
- Por otro lado, es recomendable que la pantalla se sitúe de manera que pueda ser contemplada dentro del espacio comprendido entre la línea de visión horizontal y la trazada a unos 60° bajo la horizontal.

23

Pantalla de visualización

⊃ Sistema de iluminación y el entorno visual

- Orientar el puesto de manera que las ventanas queden situadas lateralmente. Esta disposición tiene por objeto evitar el deslumbramiento o los reflejos.

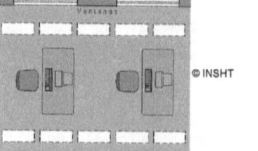
© INSHT

21

Pantalla de visualización

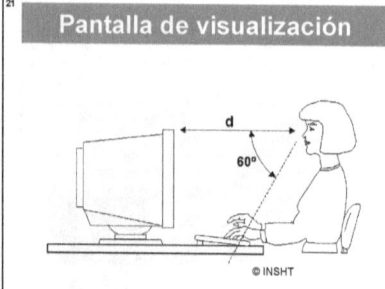
© INSHT

24

¿QUÉ PUEDE HACER PARA PREVENIR LA FATIGA VISUAL?

- ⊃ Utilice una pantalla de buena calidad y oriéntela de manera que no se produzcan en ella reflejos molestos.
- ⊃ Oriente su puesto de manera que quede situado paralelamente a las ventanas.
- ⊃ Utilice correctamente las cortinas o persianas en función de la hora del día con el fin de obtener un ambiente de luz confortable.
- ⊃ Coloque la pantalla a la distancia de sus ojos que le resulte más confortable, especialmente para la lectura de documentos.
- ⊃ Aprenda a utilizar los controles de brillo y de contraste y ajústelos.

25

¿QUÉ PUEDE HACER PARA PREVENIR LA FATIGA VISUAL?

- Realice pequeñas pausas periódicas para prevenir la fatiga visual.
- Alterne el trabajo en pantalla con otros que supongan menor carga visual.
- Consulte a su médico ante la presencia de síntomas o molestias en los ojos o la vista.
- Realice ejercicios de relajación de la vista. Por ejemplo:
  - Contemple de vez en cuando escenas lejanas.
  - En las pausas realice ejercicios de "palmeado" (colocar las palmas de las manos sobre los ojos, manteniéndolos abiertos y sin tocar los párpados, y permanecer así 20 o 30 segundos, sin ver ninguna luz).

28

Sistema silla/mesa

➲ **Requisitos específicos de la silla de trabajo**
- La altura del asiento debe ser ajustable.
- El respaldo debe tener una suave prominencia para dar apoyo a la zona lumbar (parte baja de la espalda).
- Su altura e inclinación deben ser ajustables.
- Es recomendable que se pueda regular la profundidad del respaldo respecto al asiento.
- Los mecanismos de ajuste deben ser fácilmen[te] accionables desde la posición de sentado.
- El asiento y el respaldo deberían estar recubiertos de una superficie transpirable.
- Es recomendable la utilización de sillas giratorias con cinco apoyos dotados de ruedas.

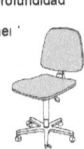

© INSHT

26

¿Cuáles son los principales requisitos de diseño para evitar los problemas musculoesqueléticos?

- Los principales requisitos de diseño se pueden dividir en dos grupos:

- *Los que conciernen al sistema silla / mesa*

- *El diseño y colocación de los demás elementos del puesto*

29

Sistema silla/mesa

➲ **El reposapiés**
- Altura ajustable.
- Inclinación ajustable entre 0° y 15° sobre el plano horizontal.
- Dimensiones mínimas de 45 cm de ancho por 35 cm de profundidad.
- Superficie y apoyos antideslizantes.

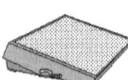

© INSHT

27

Sistema silla/mesa

- El sistema silla / mesa debe permitir al usuario adoptar una postura correcta y, al mismo tiempo, permitir los cambios de postura, por ejemplo:
  - inclinar hacia atrás el respaldo de la silla para relajar la espalda,
  - estirar las piernas de vez en cuando bajo la mesa,
  - proporcionar el espacio necesario para alojar el cuerpo y realizar sin dificultad los movimientos que demande la tarea.

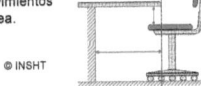

© INSHT

30

Sistema silla/mesa

➲ **Requisitos de la mesa de trabajo**
- Las dimensiones de la mesa deben ser suficientes para permitir una colocación flexible de todos los elementos y materiales de trabajo.
- Debajo del tablero debe existir espacio suficiente para alojar cómodamente las piernas y para permitir los cambios de postura.
- La superficie debe tener aspecto mate, para evitar los reflejos molestos. © INSHT
- Carecer de aristas o esquinas agudas con las que pueda golpearse el usuario.

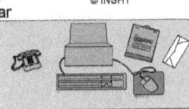

El diseño y colocación de los demás elementos del puesto

⊃El teclado

* Algunas características del teclado, como su altura, grosor e inclinación, pueden influir en la adopción de posturas incorrectas y propiciar los trastornos musculoesqueléticos.

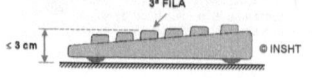

© INSHT

El monitor de pantalla

⊃**Pueden propiciar las malas posturas:**
* La legibilidad deficiente de la pantalla
* la falta de definición
* los caracteres demasiado pequeños
* los reflejos molestos, etc.

⊃El ajuste de la inclinación y orientación del monitor ayuda a evitar los reflejos.

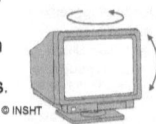

© INSHT

El teclado

* El teclado debe ser independiente del resto del equipo
* Su inclinación debe estar comprendida entre 0° y 25°.
* El grosor del teclado debe ser menor o igual a 3 cm.
* Las superficies del teclado deben ser mate para evitar los reflejos.
* No deben existir esquinas o aristas agudas.
* Si el diseño del teclado incluye un soporte para las manos su profundidad debería ser al menos de 10 cm. Si no existe dicho soporte, se debe disponer de un espacio similar en la mesa delante del teclado.

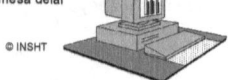

© INSHT

¿Qué puede hacer para prevenir estos trastornos?

* Ajuste correctamente la altura del asiento, de manera que los codos queden aproximadamente a la altura del plano de trabajo.
* Si, una vez realizado el ajuste anterior, no puede apoyar los pies cómodamente en el suelo, solicite un reposapiés.
* Siéntese de forma que su espalda permanezca en contacto con el respaldo del asiento.
* Aprenda a regular la altura del respaldo de su silla de trabajo y ajústela de forma que la suave prominencia del respaldo quede situada a la altura de la zona lumbar (la curva natural de la columna vertebral en la parte baja de la espalda).

TRABAJO SENTADO

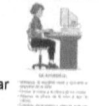

© INSHT

El "ratón"

* El diseño del cuerpo del "ratón" debe adecuarse a la anatomía de la mano.
* La fuerza requerida para el accionamiento de los pulsadores no debe ser excesiva, para evitar la fatiga de los dedos.
* Se recomienda que exista en la mesa espacio suficiente para poder apoyar el antebrazo durante el accionamiento del "ratón".

¿Qué puede hacer para prevenir estos trastornos?

* Utilice de vez en cuando el mecanismo que permite inclinar hacia atrás el respaldo para relajar la tensión de la espalda.
* Coloque el teclado de forma que quede un espacio delante del mismo en la mesa que le sirva de reposamanos.
* Accionar el "ratón" apoyando el antebrazo sobre la mesa.
* Acerque la silla a la mesa de trabajo de manera que no tenga que inclinar el tronco hacia delante

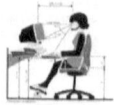

© INSHT

37 ¿Qué puede hacer para prevenir estos trastornos?

- Coloque el monitor frente a usted o, en todo caso, dentro de un ángulo de 120° en el plano horizontal.
- Realice pequeñas pausas periódicas para relajar la tensión muscular y contrarrestar el estatismo postural.
- Durante dichas pausas realice movimientos que favorezcan la circulación sanguínea: estiramientos, movimientos suaves del cuello, dar algunos pasos, etc.
- Contrarreste el estatismo de su trabajo haciendo algún deporte en su tiempo libre o, en su defecto, caminando a paso ligero al menos media hora diaria
- Consulte a su médico ante la aparición de síntomas o molestias de tipo musculoesquelético.

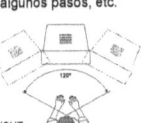
© INSHT

40 diseño del "software" utilizado

↪ Las aplicaciones o programas informáticos deben ser:

- fáciles de manejar, "amigables" y suficientemente flexibles para adaptarse a usuarios con diferente grado de experiencia.
- Importante que el trabajador reciba una formación o entrenamiento adecuados, de manera que pueda manejar las aplicaciones con soltura.

38 LA PREVENCIÓN DE LA FATIGA MENTAL

↪ ¿CUÁLES SON LOS PRINCIPALES FACTORES QUE CONTRIBUYEN A LA APARICIÓN DE FATIGA MENTAL?

- El empleo de programas o aplicaciones informáticas difíciles de manejar (poco "amigables")
- Una organización del trabajo que:
  - NO permita las pausas periódicas,
  - que imponga una excesiva presión de tiempos
  - o que establezca tareas excesivamente monótonas y repetitivas puede constituir también una importante causa de estrés generador de fatiga mental.

(puede ser fuentes de estrés y causar fatiga mental.)

41 La Organización del Trabajo

- Se debe organizar el trabajo de manera que los usuarios de equipos con pantalla de visualización puedan seguir:
- su propio ritmo de trabajo
- y hacer pequeñas pausas discrecionales para prevenir la fatiga.
- Se debe alternar el trabajo ante la pantalla con otras tareas.
- o bien establecer pausas planificadas, por ejemplo, de unos 10 minutos cada hora y media de trabajo ante la pantalla.
- Reducir la repetitividad que pueda provocar monotonía e insatisfacción,
- que no produzca una presión indebida de tiempos o situaciones de sobrecarga
- y que no dé lugar a situaciones de aislamiento que impidan el contacto social entre las personas.

39 ¿Cuáles son los principales requisitos ergonómicos para evitar estos problemas?

- Se pueden clasificar en dos grupos:

- Los referidos al diseño del "software" utilizado

- Los relativos a la organización del trabajo

42 ¿QUÉ PUEDE HACER PARA PREVENIR LA FATIGA MENTAL?

- Siga con aprovechamiento las actividades formativas y adiestramiento.
- Trate de realizar trabajos variados o alternar con otras tareas que no requieran el uso de la pantalla de visualización.
- Realice pequeñas pausas periódicas para prevenir la fatiga.
- Contribuya al mantenimiento de un buen clima laboral y cuide las relaciones personales con sus compañeros de trabajo.

43

¿Emiten radiaciones nocivas los equipos con pantallas de visualización?

- No existe actualmente ninguna evidencia sobre la nocividad de las radiaciones que puedan emitir los equipos dotados con pantallas de visualización.
- La preocupación acerca de las radiaciones emitidas y sus posibles efectos se plantea principalmente en las pantallas basadas en la tecnología de tubos de rayos catódicos (TRC) que siguen siendo las más utilizadas. En este tipo de pantallas se produce una pequeña radiación ionizante de baja energía que es absorbida en su totalidad por la pared de vidrio de la propia pantalla, de manera que su intensidad raramente supera la radiación natural de fondo, a la que todos estamos expuestos.

46

¿Qué aspectos legales interesa conocer al trabajador usuario de pantallas de visualización?

- Dado que esta definición puede resultar de difícil interpretación, podemos emplear los criterios técnicos auxiliares proporcionados por la "Guía Técnica sobre pantallas de visualización", editada por el Instituto Nacional de Seguridad e Higiene en el Trabajo.

44

¿Emiten radiaciones nocivas los equipos con pantallas de visualización?

- los campos electromagnéticos de radiofrecuencia producidos en estos equipos, en tanto que las intensidades de los campos eléctricos y magnéticos de baja frecuencia son similares a los que se producen en los electrodomésticos.
- Las investigaciones realizadas hasta el momento en relación con las pantallas basadas en la tecnología de tubos de rayos catódicos están de acuerdo en que los niveles de radiación emitidos se encuentran muy por debajo de los límites que se consideran seguros.
- En todo caso, estas conclusiones siempre están sujetas a la aparición de nuevos datos derivados de la investigación científica.

47

Criterios para determinar la condición de trabajador usuario de PVD:

- Los que pueden considerarse "trabajadores" usuarios de equipos con pantalla de visualización: todos aquellos que superen las 4 horas diarias o 20 horas semanales de trabajo efectivo con dichos equipos
- Los que pueden considerarse excluidos de la consideración de "trabajadores" usuarios: todos aquellos cuyo trabajo efectivo con pantallas de visualización sea inferior a 2 horas diarias o 10 horas semanales.
- Los que, con ciertas condiciones, podrían ser considerados "trabajadores" usuarios: todos aquellos que realicen entre 2 y 4 horas diarias (o 10 a 20 horas semanales) de trabajo efectivo con estos equipos.

45

¿Qué aspectos legales interesa conocer al trabajador usuario de pantallas de visualización?

- En España, las condiciones de trabajo en los referidos puestos están reguladas por el Real Decreto 488/1997, de 14 de abril, sobre el trabajo con pantallas de visualización (BOE nº 97 de 23 de abril).
- Para saber si dicho Real Decreto le resulta de aplicación, lo primero que debe averiguar es si puede considerarse incluido dentro de la definición de trabajador usuario de pantallas de visualización.
- Según el citado Real Decreto, se considera como tal "cualquier trabajador que habitualmente y durante una parte relevante de su trabajo normal utilice un equipo con pantalla de visualización".

48

¿Qué aspectos le interesa conocer del citado reglamento?

- Los principales aspectos que le conciernen son los siguientes:
- Su puesto de trabajo ha de ser objeto de una evaluación con el fin de averiguar si existen deficiencias que puedan suponer un riesgo para su salud o bienestar.
- Debe ser informado de los resultados de la evaluación y de las medidas correctoras que, en su caso, deban ser aplicadas.
- Tiene derecho a una vigilancia periódica de su salud que contemple los riesgos específicos del trabajo con pantallas de visualización.
- Debe recibir una formación adecuada sobre el tipo de riesgos que comporta el trabajo con pantallas de visualización y la forma de prevenirlos.

49
¿Cómo puede obtener más información sobre el tema?

- DOCUMENTOS DE INTERÉS
  - Real Decreto 488/1997, de 14 de abril, sobre trabajos con pantallas de visualización (BOE nº 97, de 23 de abril).
  - Guía Técnica sobre pantallas de visualización. Editado por el Instituto Nacional de Seguridad e Higiene en el Trabajo.
  - Manual de normas técnicas para el diseño ergonómico de puestos con pantallas de visualización. Editado por el Instituto Nacional de Seguridad e Higiene en el Trabajo.
  - Aplicación informática "PVCHECK" para la evaluación de puestos con pantallas de visualización. Editado por el Instituto Nacional de Seguridad e Higiene en el Trabajo.
- NOTA: Los dos primeros documentos puede obtenerlos de forma gratuita consultando esta Web: http://www.mtas.es/insht/

62

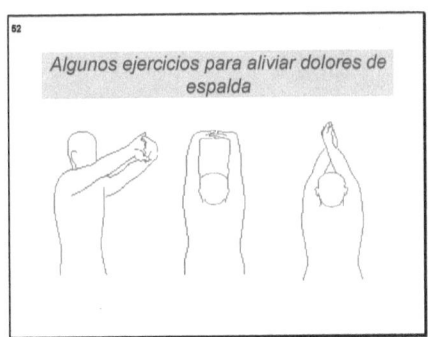
Algunos ejercicios para aliviar dolores de espalda

50
Organismos que pueden Suministrar Información

- Instituto Nacional de Seguridad e Higiene en el Trabajo.
  - Centro Nacional de Nuevas Tecnologías
- C/ Torrelaguna, 73. 28027 MADRID
  Tfno. 913 634 100, Fax 913 634 322
  - Centro Nacional de Condiciones de Trabajo.
- C/ Dulcet, 2. 08034 BARCELONA
  Tfno. 932 800 102, Fax 932 803 642
  - Centro Nacional de Medios de Protección.
- C/ Carabela La Niña, nº 2
  Tfno. 954 514 111, Fax 954 672 797
  - Centro Nacional de Verificación de Maquinaria.
- Camino de la Dinamita, s/n.
  Monte Basatxu-Cruces BARACALDO (VIZCAYA)
  Tfno. 944 990 211, Fax 944 990 678

63

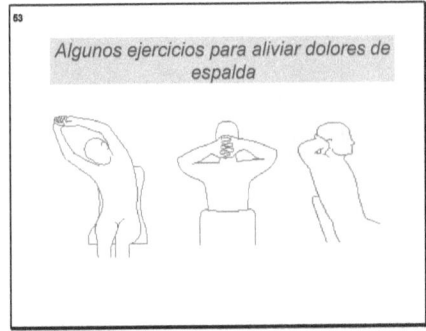
Algunos ejercicios para aliviar dolores de espalda

51
Ejercicios Preventivos

- Lo más indicado es practicar con frecuencia los ejercicios que aparecen a continuación y de forma regular.

54

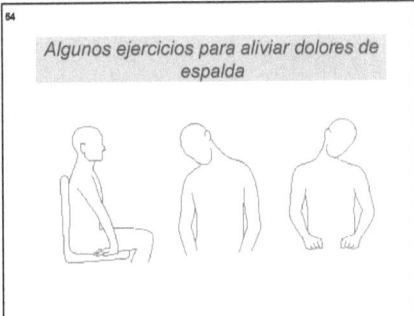
Algunos ejercicios para aliviar dolores de espalda

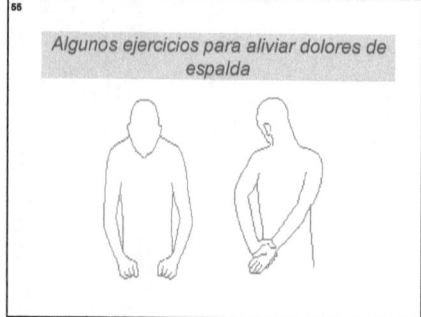

Algunos ejercicios para aliviar dolores de espalda

La seguridad es cosa de todos

Exige tus derechos:

PARTICIPA en la implantación de la prevención en tu empresa, también es cosa tuya.

INFÓRMATE de los planes de prevención en tu empresa, es tu derecho y su obligación.

Exige la **FORMACIÓN** necesaria para realizar tus tareas, conocer los riesgos es poder evitarlos.

Mira por tu seguridad
y por la de tus compañeros.

Únete a ella

Capitulo III

Información sobre Riesgos asociados al trabajo de oficina: Carga física

María Isabel Subires Trujillo, Faustina Moreno Calero, María José Cortes Barea, Antonio Ángel Chaves Manceras.

Información sobre *Riesgos asociados* al trabajo de oficina: Carga física

Introducción

En la Guía del Instituto Nacional de Seguridad e Higiene en el Trabajo (INSHT), Guía de Prevención de Riesgos Laborales para los usuarios de puestos de trabajo (consola, ordenador) en oficinas, se describen algunos aspectos que permitirán a los administrativos-as conocer las respuestas a las siguientes preguntas:

- ¿Cuáles son los riesgos asociados al trabajo de oficina?
- ¿Cuáles son las características que debe reunir el equipamiento de trabajo?
- ¿Cómo puedo mejorar la configuración de mi puesto de trabajo?

En definitiva, **el objetivo** de esta Guía del Usuario del INSHT es contribuir a **la formación e información de los trabajadores** acerca de los riesgos específicos de su puesto de trabajo.

Descripción de los principales riesgos asociados al trabajo de oficina

A continuación se describen los principales riesgos asociados al trabajo de oficina, las causas que los determinan y las posibles consecuencias sobre la salud y bienestar de los administrativos-as. Los principales problemas ergonómicos asociados al trabajo de oficina: Carga física, Condiciones Ambientales y Aspectos Psicosociales.

Riesgos relacionados con la Carga Física

En este apartado se pretende informar sobre los **problemas musculoesqueléticos** asociados al trabajo de oficina, y sobre las relaciones fundamentales entre la aparición de molestias y las características del puesto de trabajo, agrupadas en los siguientes apartados: *entorno de trabajo, silla de trabajo, mesa de trabajo y ubicación del ordenador.*

Problemas musculoesqueléticos asociados al trabajo de oficina

Los problemas de tipo musculoesqueléticos asociados al trabajo de oficina, particularmente en las tareas informáticas, se deben a los siguientes factores: Movilidad restringida, asociada al trabajo sedentario. Malas posturas (figura 1), asociadas tanto a la forma de sentarse (falta de apoyo en la espalda, posturas con la espalda muy flexionada), como a la posición de la cabeza-cuello (flexión o torsión del cuello al escribir o mirar la pantalla, respectivamente) y a la posición de los brazos y muñecas mientras se teclea (brazos sin apoyo, falta de sitio para apoyar las muñecas, desviación cubital de las manos al teclear).

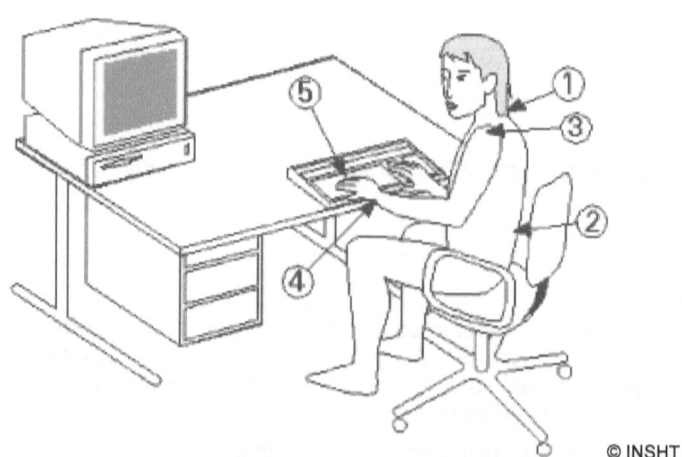

© INSHT

Figura 1. Posturas inadecuadas más frecuentes en el trabajo de oficina: 1 giro de la cabeza; 2 falta de apoyo en la espalda; 3 elevación de hombros debido al mal ajuste de la altura mesa-asiento; 4 falta de apoyo para las muñecas y antebrazos; 5 extensión y desviación de la muñeca al teclear. ¿Reconoce algunas como propias?
© INSHT

Fuente: INSHT. Guía de Prevención de Riesgos Laborales para los usuarios de puestos de trabajo en oficinas.

La conjunción de estos dos factores (malas posturas mantenidas durante periodos de tiempo prolongados) determinan la existencia de esfuerzos musculares estáticos. Este tipo de esfuerzos corresponden a pequeñas contracciones de diferentes grupos musculares, fundamentalmente de la espalda, cuello y hombros, contracciones que se mantienen de forma prolongada a lo largo de la jornada de trabajo. Aunque su nivel es lo suficientemente bajo para que los usuarios no los perciban, este tipo de pequeños esfuerzos es suficiente para provocar fatiga y dolores musculares, sobre todo en aquellas personas que llevan una vida sedentaria con poco ejercicio.

Además, la posición sentada supone una sobrecarga en la zona lumbar de la espalda, que está sometida a esfuerzos mecánicos superiores a los que se producen de pie. Este factor es importante en personas que ya padecen lesiones de espalda pudiendo, incluso, contribuir a la aparición de alteraciones lumbares, junto con otros muchos factores ajenos al trabajo (fumar, vida sedentaria, cuidar niños pequeños, esfuerzos fuera del trabajo, etc.).

Finalmente, la posición sentada puede dar lugar a otros problemas de tipo circulatorio (entumecimiento de las piernas), debido a la presión del asiento en los muslos y corvas y a la poca movilidad de las piernas.

Entorno de trabajo

Afecta negativamente cuando no hay espacio suficiente para moverse, ya que favorece las posturas estáticas o provoca posturas forzadas. Cuanto más estático y sedentario sea un trabajo, tanto más importante es que el entorno facilite los movimientos y los cambios de postura (figura 2.).

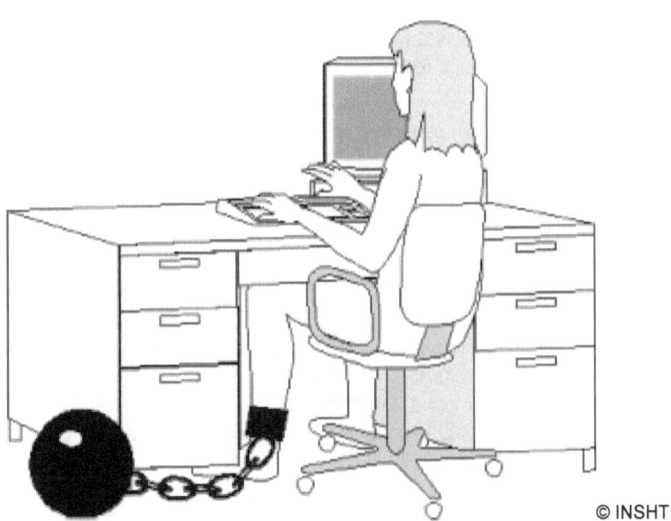

© INSHT

Figura 2. En los trabajos sedentarios debe favorecerse que el trabajador se mueva y cambie de postura. Hay que evitar los puestos de trabajo donde el oficinista no puede moverse con holgura. © INSHT

Fuente: INSHT. Guía de Prevención de Riesgos Laborales para los usuarios de puestos de trabajo en oficinas.

Silla de trabajo

Sus formas, dimensiones y la adecuada regulación de la silla afectan a la postura del tronco, a la movilidad de la espalda y a la movilidad de las piernas. La existencia de unos reposabrazos adecuados permitirán apoyar los brazos en determinadas tareas, aliviando la tensión muscular en los hombros.

Mesa de trabajo

Muchos oficinistas culpan a su silla de las molestias musculares que padecen en su trabajo. En muchas ocasiones este juicio es erróneo. La mesa de trabajo es tanto o más importante que la silla para prevenir determinadas molestias, sobre todo las relativas a la zona del cuello y de los hombros, que son precisamente los problemas más frecuentes en las oficinas. Las dimensiones del tablero de la mesa determinan la posibilidad de distribuir adecuadamente los elementos de trabajo, especialmente el ordenador, evitando las posturas con torsión de tronco o giros de la cabeza. El espacio libre debajo de la mesa determina la posibilidad de aprovechar mejor la mesa y favorece la movilidad. Otras características de la mesa, como sus acabados, están relacionadas con cuestiones de seguridad (bordes y esquinas redondeadas, electrificación para evitar la existencia de cables sueltos, etc.). Finalmente, la existencia de determinados complementos puede mejorar mucho la funcionalidad y ergonomía de la mesa (reposapiés, soportes para el monitor, superficies auxiliares, bandejas para documentación, etc.).

Ubicación del ordenador

La correcta colocación del ordenador sobre la mesa puede evitar una gran parte de los problemas posturales asociados a las tareas informáticas. Los principales problemas se asocian a las siguientes situaciones:

- Ordenador situado a un lado, de forma que se trabaja con torsión del tronco y giro de la cabeza. Provoca esfuerzos estáticos en la espalda y zona del cuello-hombros.
- Pantalla demasiado cerca de los ojos
- Pantalla demasiado alta
- Falta de sitio para apoyar las muñecas y los antebrazos mientras se teclea o se maneja el ratón.

Es evidente que en muchas ocasiones estos problemas se deben, sobre todo, a las reducidas dimensiones de la mesa o a la falta de espacio debajo, lo que obliga al trabajador a sentarse en una zona restringida de la mesa. En otros muchos casos, sin embargo, es relativamente fácil mejorar la comodidad mientras se trabaja colocando el ordenador de forma adecuada.

Bibliografía

Escuela de la Espalda de **Consumer.es**: Las claves para trabajar sentado

Manual de prevención para trabajar sentado y cuidar la espalda, con ilustraciones y animaciones para vera las mejores posturas.

Documentación del INSHT sobre técnicas preventivas, carga física

NTP 134: Asiento anatómico

Autor: JUAN J. BELLMUNT Año: 1985

Descripción de las características que debe cumplir un asiento anatómico: forma y adaptación del respaldo al tronco, forma y adaptación del cojín a las diferentes medidas de los conductores, transmisión de vibraciones al conductor a través del asiento y límites de disminución de la capacidad debido a la fatiga.

NTP 177: La carga física de trabajo: definición y evaluación

Autor: RICARDO CHAVARRÍA Año: 1986

Se define el trabajo muscular y se exponen los criterios de evaluación del mismo. Se utiliza el método del consumo de energía para determinar la carga de una tarea y se analizan las formas de actuar en caso de que el trabajo a realizar implique exigencias físicas elevadas. Se adjuntan tablas para la valoración del consumo de energía.

NTP 232: Pantallas de visualización de datos (P.V.D.): fatiga postural

Autor: M.FÉLIX VILLAR, PEDRO A. BEGUERÍA Año: 1989

Se exponen y analizar los motivos causantes de transtornos músculo-esqueléticos. Relación de factores del diseño geométrico y molestias músculo-esqueléticas y tabla de causas de posturas incorrectas. Recomendaciones generales de las posturas de trabajo y de los elementos del puesto, con valores para dimensiones recomendadas para puestos ante pantalla y de presión interdiscal-actividad eléctrica de los músculos de la espalda según las inclinaciones del tronco. Se presenta una tabla con recomendaciones ergonómicas para los elementos del puesto. Se propone un método para la evaluación del diseño del puesto y la determinación de mediciones antropométricas.

NTP 251: Pantallas de visualización: medida de distancias y ángulos visuales

Autor: ALFREDO CÓRDOBA, MANUEL GÓMEZ-CANO Año: 1989

En esta NTP se presentan los instrumentos de medida y el método para la realización de las medidas de las distancias y ángulos visuales que son precisos evaluar en un lugar de trabajo de operador de pantallas de visualización. Se exponen los criterios de valoración y las medidas preventivas a llevar a cabo.

NTP 311: Microtraumatismos repetitivos: estudio y prevención

Autor: M. DOLORES SOLÉ Año: 1993

Factores de riesgo de las lesiones de extremidad causadas por Microtraumatismos repetitivos, se incluye un cuadro con ejemplos de lesiones y los factores y tareas asociadas, y medidas preventivas para evitar dichas lesiones. Diseño de las condiciones de trabajo y aspectos relativos a la organización del trabajo. además se hace una propuesta de esquema de interacción para el tratamiento de este problema en una empresa

NTP 602: El diseño ergonómico del puesto de trabajo con pantallas de visualización: el equipo de trabajo

Autor: MANUEL FIDALGO, CLOTILDE NOGAREDA Año: 2003

Pretende actualizar la NTP N° 139 ("El trabajo con pantallas de visualización de datos (PVD)") y compendiar los aspectos más relevantes que se han de tener en cuenta en el diseño de un puesto de trabajo que implique el uso de PVD.

NTP 657. Los trastornos músculo-esqueléticos de las mujeres (I): exposición y efectos diferenciales

Autor: SOFÍA VEGA MARTÍNEZ Año: 2005

Esta NTP introduce la dimensión de género en el abordaje de los trastornos músculo-esqueléticos (en adelante TME). Se complementa con una segunda parte, cuyo objetivo será proporcionar pautas y recomendaciones de actuación para las políticas y actividades preventivas en la empresa. Dicho objetivo se enmarca en el contexto de la Nueva Estrategia Comunitaria de Salud y Seguridad 2002-2006.

NTP 658. Los trastornos músculo-esqueléticos de las mujeres (II): recomendaciones preventivas.

Autor: SOFÍA VEGA MARTÍNEZ Año: 2005

Continuación de la NTP 657

NOTA: Todos los documentos puede obtenerlos de forma gratuita consultando la Web del INSHT. (http://www.mtas.es/insht) © INSHT

Aspectos prácticos para la información a los trabajadores.

Información sobre *Riesgos relacionados con la Carga Física* asociada al trabajo de oficina

María Isabel Subires Trujillo
Faustina Moreno Calero
María José Cortes Barea
Antonio A. Chaves Manceras

© INSHT

1

Riesgos relacionados con la Carga Física

- Información sobre los **problemas musculoesqueléticos** asociados al trabajo de oficina:
  - *entorno de trabajo.*
  - *silla de trabajo.*
  - *mesa de trabajo*
  - *y ubicación del ordenador.*

4

Objetivo

- **el objetivo** de esta presentación es contribuir a **la formación e información de los trabajadores** acerca de los riesgos específicos de su puesto de trabajo del Administrativo en Centros Asistenciales del SAS.

2

Problemas musculoesqueléticos asociados al trabajo de oficina

- Los problemas de tipo musculoesqueléticos asociados al trabajo de oficina, se deben a los siguientes factores:
  - Movilidad restringida, asociada al trabajo sedentario. Malas posturas (figura 1),
  - asociadas tanto a la forma de sentarse (falta de apoyo en la espalda, posturas con la espalda muy flexionada),
  - como a la posición de la cabeza -cuello (flexión o torsión del cuello al escribir o mirar la pantalla, respectivamente)
  - y a la posición de los brazos y muñecas mientras se teclea (brazos sin apoyo, falta de sitio para apoyar las muñecas, desviación cubital de las manos al teclear).

  - Véase Figura 1.

5

¿Cuáles son los riesgos asociados al trabajo de oficina?

- A continuación se describen los principales riesgos asociados al trabajo de oficina, las causas que los determinan y las posibles consecuencias sobre la salud y bienestar de los administrativos-as.
- Los principales problemas ergonómicos asociados al trabajo de oficina:
  - Carga física,
  - Condiciones Ambientales
  - y Aspectos Psicosóciales.

3

Problemas musculoesqueléticos asociados al trabajo de oficina

- Figura 1. Posturas inadecuadas más frecuentes en el trabajo de oficina: 1 giro de la cabeza; 2 falta de apoyo en la espalda; 3 elevación de hombros debido al mal ajuste de la altura mesa - asiento; 4 falta de apoyo para las muñecas y antebrazos; 5 extensión y desviación de la muñeca al teclear. ¿Reconoce algunas como propias?
- Fuente: INSHT. Guía de Prevención de Riesgos Laborales para los usuarios de puestos de trabajo en oficinas

© INSHT

6

Entorno de trabajo

* Entorno de trabajo
  - Afecta negativamente cuando no hay espacio suficiente para moverse, ya que favorece las posturas estáticas o provoca posturas forzadas. Cuanto más estático y sedentario sea un trabajo, tanto más importante es que el entorno facilite los movimientos y los cambios de postura (figura 2)

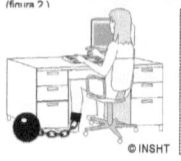

Figura 2. En los trabajos sedentarios debe favorecerse que el trabajador se mueva y cambie de postura. Hay que evitar los puestos de trabajo donde el oficinista no puede moverse con holgura.

Fuente: INSHT. Guía de Prevención de Riesgos Laborales para los usuarios de puestos de trabajo en oficinas.

© INSHT   7

Mesa de trabajo

Mesa de trabajo
* Las dimensiones de la mesa deben ser apropiadas para que puedas colocar c   ómodamente la pantalla, el teclado, el "ratón", los documentos y el resto de los materiales y útiles de trabajo.
* Es recomendable que las dimensiones oscilen entre los siguientes parámetros (Ver figura):

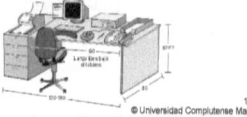

10
© Universidad Complutense Madrid

Entorno de Trabajo amigable

* El diseño del puesto de trabajo deberá constar de:
  - Una dimensión suficiente.
  - Estar diseñado de manera que permita los movimientos del trabajador y que favorezca los cambios de postura.
  - Debe dejar libre el perímetro de la mesa para aprovechar bien la superficie de trabajo y permitir la movilidad del trabajador.
  - Detrás de la mesa debe quedar un espacio de al menos 115 cm.
  - La superficie libre detrás de la mesa (para moverse con la silla) debe ser de al menos 2 m2.

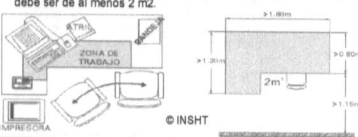

© INSHT

¿cómo regular uno mismo su puesto?

* Si en tu trabajo principalmente manejas el ordenador, éste debe ocupar la posición principal en tu mesa:
  - sitúa la pantalla y el teclado enfrente de ti, de manera que no tengas que torcer el tronco o el cuello para manejarlo.   Fuente: Universidad Complutense de Madrid.

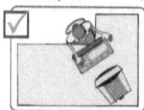 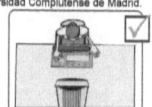

Colocaciones correctas. La pantalla está de frente, y situada entre 50-55 cm de los ojos. Existe espacio suficiente entre el teclado y el borde de la mesa para poder apoyar las muñecas. En este caso, se dispone de reposamuñecas   11

Elementos de trabajo

* Ordena tus elementos de trabajo de forma que las tareas que realices con mayor frecuencia puedas llevarlas a cabo de la manera m ás c ómoda, es decir, dentro del "alcance manual óptimo":

  - el espacio que, estando sentado y aproximado a la mesa, una persona abarca con sus brazos.

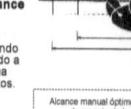

© INSHT

Alcance manual óptimo en función de la frecuencia de manejo de los elementos de trabajo.

Fuente: Universidad Complutense de Madrid.

9

¿cómo regular uno mismo su puesto?

* Si tienes que atender visitas y leer documentos con frecuencia y el espacio bajo la mesa te permite realizar desplazamientos con la silla, puedes situar la pantalla a un lado, siempre cuidando que no tengas que mantener posturas forzadas, por ejemplo poner la pantalla en la esquina de la mesa y tener el cuello girado.

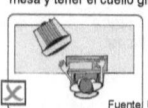 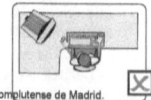

Fuente Universidad Complutense de Madrid.

Formas incorrectas de colocación. Las pantallas están demasiado cerca, de lado, no se dispone de sitio para apoyar las muñecas o el teclado no está enfrente de la pantalla. Postura forzada del cuello   12

¿cómo regular uno mismo su puesto?

- La pantalla se ha de colocar de forma que las áreas de trabajo que hayan de ser visualizadas de manera continua tengan un " ángulo de la l ínea de visi ón" comprendido entre la horizontal trazada desde los ojos a la parte superior del monitor y 60 ° por debajo de la misma. No obstante, la zona preferida por los usuarios se sitúa entre la línea de visión horizontal (ángulo de 0°) y un ángulo de 30°.

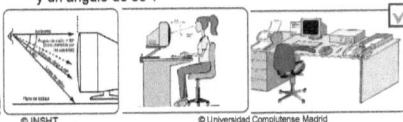

© INSHT   © Universidad Complutense Madrid

¿cómo regular uno mismo su puesto?

- La pantalla se ha de colocar de forma que las áreas de trabajo que hayan de ser visualizadas de manera continua tengan un " ángulo de la l ínea de visi ón" comprendido entre la horizontal trazada desde los ojos a la parte superior del monitor y 60 ° por debajo de la misma. No obstante, la zona preferida por los usuarios se sitúa entre la línea de visión horizontal (ángulo de 0°) y un ángulo de 30°.

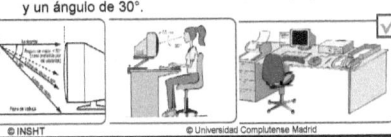

© INSHT   © Universidad Complutense Madrid

¿cómo regular uno mismo su puesto?

- Cualquier pantalla debe ser legible desde cualquier ángulo de visión, al menos hasta 40°.
- Las pantallas han de estar colocadas perpendiculares a ventanas y en general, a todas las fuentes de luz presentes en el puesto de trabajo.
- El borde superior de la carcasa del monitor debe quedar a la altura de la mitad de tus ojos o algo por debajo. Esta altura debes encontrarla **después de haberte sentado correctamente.**

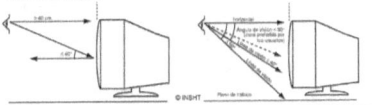

© INSHT   Plano de trabajo

Silla de trabajo

Silla de trabajo
Debe ser una silla regulable en altura e inclinación:
- La altura del asiento debe ser ajustable.
- El respaldo debe tener una suave prominencia que permita el apoyo lumbar (para la parte baja de la espalda) y ayude a mantener una postura correcta.
- Debe ser ajustable en altura. Tambi én en inclinación, para facilitar la relajación ocasional de la espalda.
- Los mecanismos de ajuste deben ser fácilmente manejables estando sentado.
- El asiento y el respaldo deben estar tapizados con tejidos transpirables, descartándose sintéticos, cuero, plástico, etc.
- Las sillas ser án giratorias, con cinco apoyos provistos de ruedas que permitan el desplazamiento cuando sea conveniente —por ejemplo, para acceder a materiales de trabajo que no est én al alcance– y faciliten el sentarse y el levantarse.

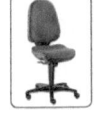

17
© Universidad Complutense Madrid

¿cómo regular uno mismo su puesto?

A tener en cuenta:
- Si has apoyado el monitor encima de la CPU puede que est é excesivamente alto: retira la CPU, colocando el monitor directam ente en la mesa. Si, por el contrario, queda demasiado bajo, puedes colocar algún tipo de soporte firme debajo (puedes echar mano, por ejemplo, de documentos, libros o manuales obsoletos).
- Debes dejar espacio a ambos lados de tu mesa de trabajo para dis poner el resto de útiles y elementos necesarios: documentos, teléfono, bandeja, etc.
- No sit úes el ordenador sobre el ala o mesa auxiliar: habitualmente sus dimensiones no permiten mantener la distancia adecuada con resp ecto a la pantalla, ni dejan suficiente espacio para apoyar antebrazos y muñecas.
- Tampoco recurras a las mesas "informáticas". Son m ás útiles para transportar el equipo que para su uso frecuente.
- El soporte del monitor permite regular los ángulos de visi ón y situar la pantalla en la zona m ás confortable para el trabajador. Esto favorece la adopción de posturas correctas.

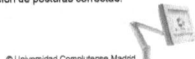

© Universidad Complutense Madrid

Silla de trabajo

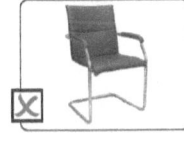 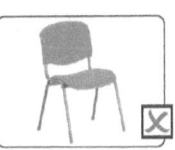

Las sillas de tipo "confidente" están desterradas para el trabajo de oficinas y des-pachos; su uso está más indicado durante breves espacios de tiempo, por ejemplo en caso de recibir visitas.

© Universidad Complutense Madrid

18

Silla de trabajo

Los reposabrazos:

- Facilitan el cambio de postura y reducen la carga muscular de la zona cuello-hombro.
- Es recomendable que sean ajustables en altura, especialmente en puestos que deban ser ocupados por más de una persona (por rotación o por turnicidad), de manera que se asegure que cumplen su función y no obligan a posturas forzadas de los brazos, por una altura excesiva o insuficiente de los reposabrazos.
- También pueden ser de utilidad los reposabrazos abatibles en puestos en los que se alterne la tarea de ordenador con otro tipo de tarea.

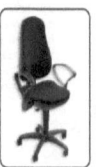

© Universidad Complutense Madrid

Cómo sentarte: pasos a seguir

Cómo sentarte: pasos a seguir

- Ajusta la altura del asiento de manera que los codos queden aproximadamente a la altura de la superficie en la que vas a trabajar. Sabremos que la altura de la silla es correcta cuando, tras apoyar las manos en el teclado, brazo y antebrazo formen un ángulo de 90°, es decir, un ángulo recto
- Comprueba que tus pies están bien apoyados en el suelo. Si una vez que has hecho esto, ves que no puedes apoyar los pies con comodidad, solicita un reposapiés.
- Siéntate de modo que tu espalda permanezca en contacto con el respaldo del asiento.

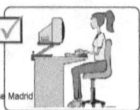 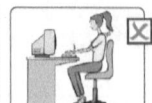

© Universidad Complutense Madrid

La postura de sentado

La postura de sentado
- Entre las condiciones de trabajo, la carga física, relacionada tanto con el mantenimiento de determinadas posturas –esfuerzo estático– como con los movimientos y los esfuerzos –puede producir lesiones o afectar a determinadas partes del cuerpo.
- De hecho, en el trabajo de oficinas se están incrementando las afecciones músculo-esqueléticas y se cree que esto se debe a la permanencia prolongada en determinadas posturas de trabajo, de ahí la importancia del cuidado de la higiene postural.

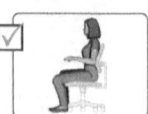

20
© Universidad Complutense Madrid

Cómo sentarte: pasos a seguir

- Regula la altura del respaldo de **tu silla** y ajústalo de manera que la prominencia del respaldo quede a la altura de la zona lumbar, en la parte baja de la espalda.
- Recurre de vez en cuando al mecanismo que te permite inclinar hacia atrás el respaldo para aliviar la tensión de la espalda.

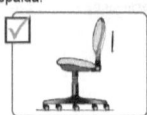 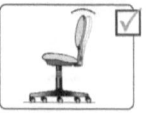

© Universidad Complutense Madrid

23

La postura de sentado

- La postura que se indica es la postura de referencia. Estar correctamente sentado pero sin cambiar de posición (estatismo postural) es perjudicial para el organismo, incluso cuando se adopta esta postura ideal. Para evitar los efectos negativos del estatismo postural, es conveniente que sigas los siguientes consejos:
  - Revisa tu postura cada poco tiempo, pregúntate si continúas bien sentado.
  - Mientras trabajas, mueve tus pies y piernas.
  - Varía entre descansar los pies sobre el reposapiés, el suelo y las patas de la silla (sin forzar las articulaciones).
  - Tu circulación sanguínea te lo agradecerá.

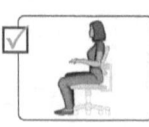

21
© Universidad Complutense Madrid

La postura de sentado

- La postura que se indica es la postura de referencia. Estar correctamente sentado pero sin cambiar de posición (estatismo postural) es perjudicial para el organismo, incluso cuando se adopta esta postura ideal. Para evitar los efectos negativos del estatismo postural, es conveniente que sigas los siguientes consejos:
  - Revisa tu postura cada poco tiempo, pregúntate si continúas bien sentado.
  - Mientras trabajas, mueve tus pies y piernas.
  - Varía entre descansar los pies sobre el reposapiés, el suelo y las patas de la silla (sin forzar las articulaciones).
  - Tu circulación sanguínea te lo agradecerá.

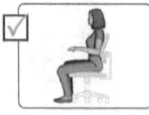

21
© Universidad Complutense Madrid

Cómo sentarte: pasos a seguir

A tener en cuenta

- Quizá tu asiento reúne las características que se recomiendan, pero no se adapta a tus peculiaridades (estatura, corpulencia, proble mas cervicales, etc.). Si es as í, pide una silla que sea adecuada, solicitando asesoramiento si es preciso.
- La postura que se ha indicado es la única donde el peso de la parte superior del cuerpo es soportado por el respaldo de la silla.
- Para evitar el malestar f ísico asociado al estatismo postural, se recomienda realizar ejercicios de estiramiento y relajación.

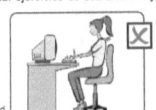

© Universidad Complutense Madrid

25

Consejos y cuidados

Especialmente, si notas hormigueo o entumecimiento en las manos, deja de teclear y haz estos ejercicios:

- Colócate de forma que estés apoyado cómodamente sobre una mesa, de manera que tu muñeca y mano queden fuera de la misma, y la palma de la mano mire hacia el suelo. Gira la mano en el sentido de la flecha.
- Colócate en la misma posición que en el ejercicio anterior y lleva la mano hacia arriba y hacia abajo, como se indica en el dibujo.
- Cómodamente apoyados los antebrazos sobre una mesa, cierra los puños con fuerza y abre las manos de golpe.

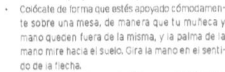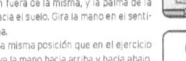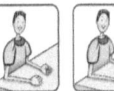

© Universidad Complutense Madrid

28

Consejos y cuidados

Cuidando tu espalda

- Realiza peque ñas pausas peri ódicas para contrarrestar el estatismo postural y la tensión muscular.
- Durante las pausas, aprovecha para dar algunos pasos, mueve suavemente el cuello, mira por la ventana.

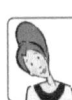

© Universidad Complutense Madrid

26

Consejos y cuidados

¿Cómo podemos saber si estamos afectados por el Síndrome del Túnel Carpiano?

Para conocer la respuesta, se realiza el **Test de Phalen:**
Flexiona ambas manos hasta que el dorso de las mismas esté en contacto. Mantén esta posición entre 30 y 60 segundos. Si aparece dolor en las muñecas o en los tendones del antebrazo, entumecimiento, hormigueo, etc. entonces es aconsejable acudir al médico.

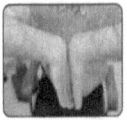

© Universidad Complutense Madrid

29

Consejos y cuidados

Cuidando tu vista

- Ajusta el tamaño de los caracteres de los textos en la pantalla: es importante que te resulte cómoda su lectura.
- Realiza pequeñas pausas periódicas y, si te resulta posible, alterna este trabajo con otro tipo de tareas que te exijan menor esfuerzo visual.
- Parpadea a menudo.
- De vez en cuando, destina unos instantes de tu tiempo a contemplar alguna escena lejana: te relajará y, además, t us ojos descansarán.

© Universidad Complutense Madrid

27

Ejercicios de estiramientos y de relajación muscular

Estos ejercicios se recomiendan para desentumecer y relajar:

EJERCICIO 1

- Sube los hombros con los brazos caídos a lo largo del cuerpo.
- Baja los hombros. Repetir estos movimientos como si estuvieses diciendo "NO SÉ".

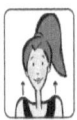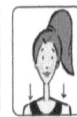

© Universidad Complutense Madrid

30

Ejercicios de estiramientos y de relajación muscular

EJERCICIO 2
- Gira lentamente la cabeza de izquierda a derecha, como si negases.

EJERCICIO 3
- Inclinar lentamente la cabeza hacia atrás
- Bajar la barbilla hacia el pecho...como si afirmases...sí, sí...

© Universidad Complutense Madrid

Ejercicios de estiramientos y de relajación muscular

EJERCICIO 7
- Partiendo de la posición de tumbado, con las rodillas flexionadas y pies apoyados en el suelo. Abráziate las rodillas y las lleva hacia el pecho a la vez que levanta la cabeza del suelo.

EJERCICIO 8
- Manos en la nuca y espalda recta.
- Flexionar lentamente la cintura y dejar caer los brazos derecho e izquierdo de forma alternativa.

© Universidad Complutense Madrid

34

Ejercicios de estiramientos y de relajación muscular

EJERCICIO 4
- Brazos a la altura del pecho, con los codos flexionados, y un antebrazo sobre el otro.
- Dirige al máximo los codos hacia atrás.
- Vuelta a la posición de partida.

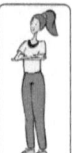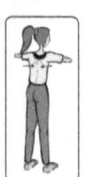

© Universidad Complutense Madrid

32

Ejercicios de estiramientos y de relajación muscular

EJERCICIO 9
- Siéntate en una silla, separa las piernas, cruza los brazos y flexiona el cuerpo hacia abajo.

EJERCICIO 10
- Posición idónea para relajar la zona lumbar (incluso para las personas que duermen boca arriba). Esta posición hace que la zona lumbar contacte con el suelo relajando toda la musculatura.

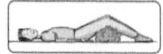
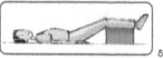

© Universidad Complutense Madrid

5

Ejercicios de estiramientos y de relajación muscular

EJERCICIO 5
- Pon tus manos en los hombros y flexiona los brazos hasta que se junten los codos.

EJERCICIO 6
- Inclina la cabeza de izquierda a derecha lentamente, como si dudaras...QUIZÁ....

© Universidad Complutense Madrid

33

Bibliografía

- REAL DECRETO 488/1997, DE 14   DE ABRIL, sobre disposiciones m ínimas de seguridad y salud relativas al trabajo que incluye pantallas de visualización de datos.
- INSTITUTO NACIONAL DE SEGURIDAD E HIGIENE EN EL TRABAJO. MINISTERIO DE TRABAJO Y AA. SOCIALES: Gu ía Técnica para la evaluaci ón y prevención de los riesgos relativos a la utilizaci   ón de equipos con pantallas de visualización.
- INSTITUTO NACIONAL DE SEGURIDAD E HIGIENE EN EL TRABAJO. MINISTERIO DE TRABAJO Y AA. SOCIALES: Gu ía Técnica para la evaluaci ón y prevención de los riesgos relativos a la utilización de los lugares de trabajo.
- INSTITUTO NACIONAL DE SEGURIDAD E HIGIENE EN EL TRABAJO. MINISTERIO DE TRABAJO Y AA. SOCIALES: Gu   ías para la Acci ón Preventiva. Trabajo en Oficinas.
- INSTITUTO NACIONAL DE SEGURIDAD E HIGIENE EN EL TRABAJO. MINISTERIO DE TRABAJO Y AA. SOCIALES: NTP 232: Pantallas de visu alización de datos (PVD): fatiga postural.
- INSTITUTO NACIONAL DE SEGURIDAD E HIGIENE EN EL TRABAJO. MINISTERIO DE TRABAJO Y AA. SOCIALES: NTP 242: Ergonom   ía. An álisis ergonómico de los espacios de trabajo en oficinas.
- INSTITUTO NACIONAL DE SEGURIDAD E HIGIENE EN EL TRABAJO. MINISTERIO DE TRABAJO Y AA. SOCIALES: NTP 289: S   índrome del edificio enfermo: factores de riesgo.

36

Bibliografía

MARTÍNEZ GÓMEZ, E. Higiene Postural.
Tomado de www.arturosoria.com/fisioterapia/art/posturas.asp
MUNDUATE, L. y MARTÍNEZ, J.M. Conflicto y negociación. Pirámide, Madrid, 1998.
UNED: Normativa básica. Pantalla de visualización de datos.
Tomado de www.uned.es/gerencia/salud-laboral/publico/normativa_basica/PVD.htm
UNIVERSITAT POLITÈCNICA DE VALÈNCIA: Plan de Oficinas. Guía del usuario.

Notas Técnicas de prevención (NTP´s)
NTP 139:El trabajo con pantallas de visualización:
www.mtas.es/insht/ntp/ntp_139.htm
NTP 602: El diseño ergonómico del puesto de trabajo con pantallas de visualización: el equipo de
  trabajo (actualiza la NTP 139)
www.mtas.es/insht/ntp/ntp_602.htm
CENTRO ESTATAL DE AUTONOMÍA PERSONAL Y AYUDAS TÉCNICAS. MINISTERIO DE
  TRABAJO Y ASUNTOS SOCIALES: Página web
http://www.ceapat.org/verindex.do

Delegación del Rector para Salud, Bienestar Social y Medio Ambiente
Dirección del Servicio de Prevención de Riesgos Laborales y Medicina del Trabajo.
Universidad Complutense de Madrid. Recomendaciones ergonómicas y psicosociales. Trabajo en
  oficinas y despachos

37

Fin de Presentación

- DESEO QUE OS GUSTE

- RUEGOS Y PREGUNTAS
  - GRACIAS

María Isabel Subires Trujillo
Faustina Moreno Calero
María José Cortes Barea.

38